長生きしたい人は
歯周病を治しなさい

天野敦雄

文春新書

1329

長生きしたい人は歯周病を治しなさい◎目次

【第7章】歯周病対策の最前線　141

取材・構成：青木直美

イラストレーション（P21、59、115）：654《ろこし》

【序章】 歯周病は国民病だ

口のなかの細菌数はウンチと同じ!!

私たちの口のなかは、直腸のなかと同じくらい細菌が多いことをご存じでしょうか。

口腔内に棲む細菌の数は、便（ウンチ）と同じくらいと言われています。

バクテリアという無数の細菌が棲みついていて、その菌はかたちも種類も性格もさまざま。それらが群れをなし、細菌叢《さいきんそう》というひとつの社会をつくっているのです。

図1をご覧ください。口は食べ物が入ってくる場所にもかかわらず、そこは直腸のなかの便と同じくらい細菌だらけで汚い——。

ほとんどの人は、この衝撃的な事実に気づかないまま生活をしているのです。しかも、しっかり歯をみがいたり、舌をキレイにしたりするなど普段から口のケアをしていないと、バクテリアの数はさらにふえます。

より実感をもっていただくために、さらに想像してみてください。

もし、あなたのパートナーの口のなかにウンチがあったら、キスできますか？

口のなかがこれほど不潔なことに気づいていないからこそ、できる行為であるともいえ

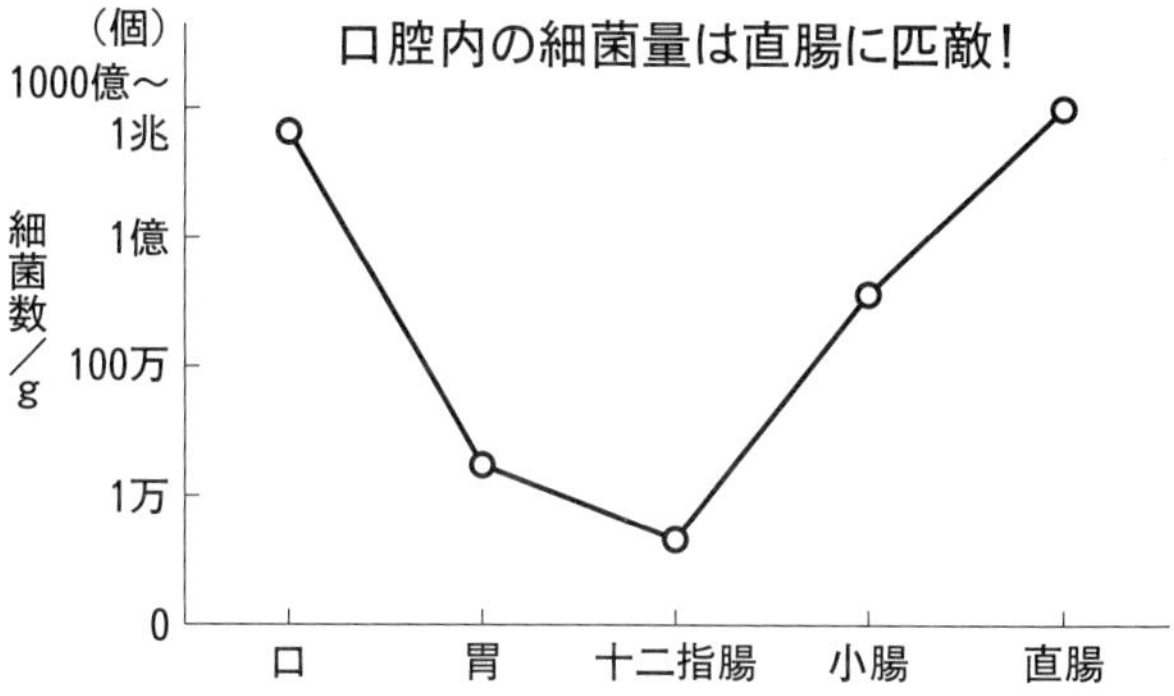

図1. 消化器系の細菌量

ますが、細菌学の世界から見れば、キスをするというのは、愛がなければ乗り越えることができない一大決心がいることなのです。

これと同じように、多くの人たちはまた、口のなかにある病気を放置していることに気づかないまま生活をしています。

それが歯周病です。

歯周病は子どもから大人までかかる生活習慣病です

「歯周病って、歯みがき粉のＣＭで、しきりと言っているヤツでしょ」

とくに口にトラブルのない方や若い方は、「歯周病」という言葉はよく耳にしていても、そんな漠然としたイメージしかないかもしれません。

あるいは、歯周病菌によって歯を失うリスクがある病気ということは知っていても、

「それは高齢者の話であって、自分にはまだ関係ないよ」

と、どこか他人事でいる。だから、本人はすでに病気が進んでいることに気づかず、治療されないまま放置されていることが多いのです。

歯周病のきっかけは、「歯のみがき残し」というとてもありふれたものです。ですから、高齢者だけがなるわけではなく、子どもから大人まで誰でもかかります。

毎日歯みがきをしている人でも、歯ブラシが届いていない場所があったり、みがき足りていない場所があったりすれば、その人の口のなかは、歯周病菌がよろこぶ環境をつくってしまっていることになるのです。

深夜まで映画を見たり、ゲームをしたりしながら、お菓子やジュースを口にし、ついそのまま寝てしまっていませんか。

毎日仕事で忙しく、疲れて帰ってきて、そのまま倒れ込むように眠ってしまうことが続いていないでしょうか。

コロナ禍で家呑みをする機会がふえ、酔っぱらって気づいたら寝落ちしていたというこ

とが多くなっていませんか。

こうしたことが続けば、夜は歯をみがいていないことになるわけです。

歯みがきが面倒になる、ついうっかりみがき忘れるというシチュエーションは、日常に転がっています。

つまり、**歯周病は、毎日のこうした習慣の積み重ねが引き金になる生活習慣病なのです。**

歯周病は感染症。だからキスでも移ります

新型コロナウイルス感染症（以下、新型コロナ）の蔓延《まんえん》で、マスク生活が当たり前になりました。同じように、歯周病も移る病気であることをご存じでしょうか。

じつは、**歯周病は感染症でもあるのです。**

新型コロナは「ウイルス」、歯周病は「細菌」という違いはあっても、「感染者から移る」というメカニズムはまったく一緒です。歯周病菌は、人から人へ移ります。

歯周病の感染ルートは唾液感染です。

つまり、キスでも移るのです。

さきほど、口のなかが便に匹敵するほど汚いという事実を知っても、パートナーとキスできるかどうか、イメージしていただいたばかりですが、愛をもってそれを乗り越えて唇を重ねたら、今度は新型コロナ以外の感染症のリスクもあっただなんて、ダブルでショックを受けている方もいらっしゃるかもしれません。

しかし、「知らなかった」ということほど、怖いことはありません。

知るは最大の防御です。

ぜひ、この本を通じて、本当に歯周病が怖いのはなぜなのか、どうすれば自分だけでなく、大切な家族や恋人、ペットや友達を守れるのかを、知っていただきたいと思います。

本題に戻りましょう。

キスというのは、唾液を交換する行為ですから、相手から歯周病菌をもらってしまっていた、もしくは自分が移してしまっていた可能性があるということです。

つまり、いくら自分が毎日しっかり歯みがきをして歯周病の予防対策を取っていても、唾液感染によって、相手から歯周病菌をもらってしまうこともある。逆に、自分が歯周病菌をもっていれば、相手に移してしまう可能性があるということなのです。

それは、**もしあなたが歯周病菌をもっていたら、自分の愛する我が子に移してしまう可**

能性だってあるということを意味します。

たとえば、お子さんが乳幼児のころ、可愛いあまりに唇にチュッとしていませんでしたか。自分が食べている箸で料理を取り分けて子どもに食べさせたり、味噌汁が熱くないかを自分で確認したあと、同じスプーンで子どもに飲ませたりしていませんでしたか。

これも立派な唾液感染になるのです。

多くの方が気づいていないだけで、歯周病菌の感染リスクもまた、日常のいたるところに転がっています。だからこそ、病気のことをきちんと知ることが大切なのです。

二〇～一九歳の四分の一以上が歯周病です

さきほどお話ししたように、歯周病は高齢者だけが罹《かか》る病気ではありません。

歯のみがき方が悪ければ、二〇代、三〇代でもかかります。大人だけでなく、小学生の子どもでもかかる病気です。

二〇一六年に厚生労働省が実施した「歯科疾患実態調査」から、年齢別に見てみると、**歯周病にかかっている人は、三五～五九歳で四割強。さらに若い二〇～三四歳の世代でも、**

（%）

年齢階級（歳）	歯肉出血		
	なし	あり	対象歯のない者
10～14	75.4	24.6	—
15～19	69.4	30.6	—
20～24	57.1	42.9	—
25～29	62.8	37.2	—
30～34	58.3	41.7	—
35～39	56.8	43.2	—
40～44	52.0	48.0	—
45～49	55.9	44.1	—
50～54	59.5	40.0	0.5
55～59	59.3	39.1	1.6
60～64	56.7	39.8	3.4
65～69	51.7	43.7	4.6
70～74	51.7	38.8	9.5
75～79	46.2	39.3	14.5
80～84	45.5	33.3	21.2
85～	30.1	33.1	36.8

（平28. 厚労省「歯科疾患実態調査結果の概要」）

図2. 歯肉出血を有する者の割合、年齢階級別

四割強と高い（図2）。**推定では、「三〇～六〇代は、八〇%以上が歯周病」とされています。**

また、成人の一割は、歯を次々と失ってしまう重度の歯周病であることもわかっています。その人たちには、治療せずに放置していれば、間違いなく総入れ歯に向かって一直線という崩壊ルートが待ち受けていることになるのです。

そして同調査によれば、**一〇代の子どもにいたって**

は、虫歯よりも歯周病になる人のほうがふえています。一〇～一九歳では平均二七・六％と、すでに四分の一以上が歯周病なのです。

このように、歯周病は子どもにも多い、立派な国民病なわけです。

にもかかわらず、ほとんどの人たちが歯周病になっていることに気づいていない、もしくは口のなかのことはあまり気にせず、放置したまま過ごしている。

これが、日本における歯周病の現実です。

つまり、歯周病を進行させるのも、発症の手前で食い止めるのも、すべて自分の行動次第。毎日の生活習慣にかかっているということなのです。

■歯肉炎は、もとに戻れる歯周病

ただし、私たち歯科医の立場からすると、「歯周病」とひとくくりに語るのは、もう一つ気が進みません。歯周病がどれだけ進んでいるかによって、口のなかの状態はまったく違うからです。

歯ぐきに炎症があるだけの状態は、「歯肉炎」という初期の歯周病です。歯肉は、歯ぐきのこと。この段階なら、しっかり歯みがきをすれば治ります。一〇代の歯周病は、歯肉炎がほとんどです。

きちんと歯をみがけていないことが原因ですから、たとえば、「しばらくお風呂に入っていなくて、頭が猛烈にかゆい」という状態にあることと同じようなものです。この場合は、お風呂に入ってしっかり髪を洗えば、頭のかゆみはおさまります。

歯肉炎も一緒で、正しい歯のみがき方を覚えて**プラーク**（細菌のかたまり）を歯ブラシでしっかり落とせるようになれば、歯ぐきの炎症はおさまります。

つまり、**歯肉炎は、もとに戻れる歯周病ということです。**

■歯は六〇歳を境に壊れはじめる

一方、この歯肉炎の炎症がさらに進んでひどくなってしまったのが「歯周炎」です。

歯を支えている歯周組織まで炎症が広がり、歯ぐきが破壊されていくため、やがて歯の骨が痩せてもろくなると、支えきれなくなって歯が抜け落ちます（図3）。

こうなってしまうと、いくら歯科で治療をしても、なかなか完全に治すことはむずかしくなる。**歯科に行けば、必ず治してもらえるわけではないのです。糖尿病やがんと同じで、治療に入るタイミングはとても大切です。**

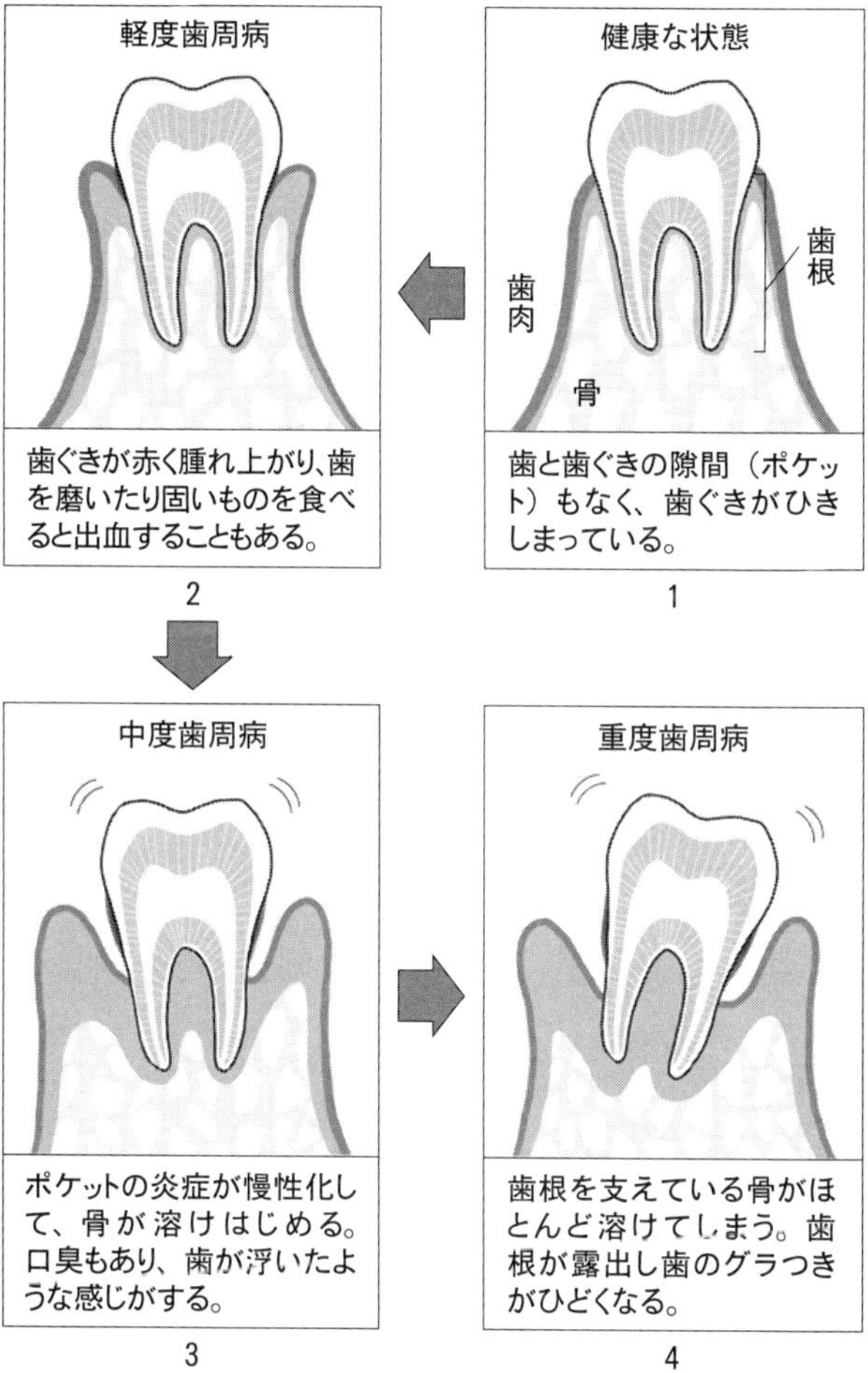
健康な状態
歯根
歯肉
骨
歯と歯ぐきの隙間（ポケット）もなく、歯ぐきがひきしまっている。
1
軽度歯周病
歯ぐきが赤く腫れ上がり、歯を磨いたり固いものを食べると出血することもある。
2
中度歯周病
ポケットの炎症が慢性化して、骨が溶けはじめる。口臭もあり、歯が浮いたような感じがする。
3
重度歯周病
歯根を支えている骨がほとんど溶けてしまう。歯根が露出し歯のグラつきがひどくなる。
4

図3. 歯周病の進行

（%）

年齢階級（歳）	4 mm 未満	歯周ポケット（4 mm 以上）のある者			対象歯のない者
		総数	4 mm 以上 6 mm 未満	6 mm 以上	
15～19	93.9	6.1	6.1	—	—
20～24	74.3	25.7	25.7	—	—
25～29	68.6	31.4	31.4	—	—
30～34	66.9	33.1	30.2	2.9	—
35～39	60.5	39.5	33.7	5.8	—
40～44	55.1	44.9	39.4	5.5	—
45～49	55.4	44.6	40.6	4.0	—
50～54	45.5	54.1	44.5	9.5	0.5
55～59	50.6	47.8	37.5	10.3	1.6
60～64	38.7	57.9	43.6	14.3	3.4
65～69	34.9	60.5	42.3	18.2	4.6
70～74	36.9	53.6	40.4	13.2	9.5
75～79	30.2	55.3	40.3	15.1	14.5
80～84	30.6	47.7	35.6	12.2	21.6
85～	19.1	44.1	31.6	12.5	36.8

4 mm 以上の歯周ポケットを持つ人（歯周病患者）の割合は、高齢になるにつれ増加しており、年次推移を見ると、今回調査ではほぼ全ての年代で高値を示した。（平 28. 厚労省「歯科疾患実態調査結果の概要」）

図 4. 歯周病患者（歯周ポケットの保有者）の割合、年齢階級別

抜けてしまった歯はもとに戻りませんから、部分入れ歯をつくる必要が出てきます。

さらに、一度抜けはじめた歯は、その両隣の歯も抜けるリスクが高いのです。歯ぐきの炎症を止められなければ、すべての歯が抜けてしまう可能性もあります。

このように、一口に歯周病といっても、実際に口のなかで起きていることは、進行の程度によってまったく違うわけです。

そして、命と同じように、歯にも寿命があります。

成人の歯は、通常28本。これを何歳までしっかり残すことができるか。しっかり噛める歯があるかどうかは、元気に生活できる健康寿命にも関係してくることです。

28本の歯がしっかり残っているのは、三〇～四〇代がピーク。それが六〇代になると、目に見えて壊れはじめます。

定年後の男性に「現役時代にしておけばよかったこと」をアンケート調査してみると、「歯科への通院」という答えが決まって上位に入ります。それほど多くの人たちが、六〇歳の声を聞くと、急激に歯が弱ってくるのを実感しているということです。そうなって初めて「しまった」と思うわけですね。

しかも、一度壊れはじめた歯は、ドミノ倒しのように止まりません。七〇代になると、28本歯が残っている人もいる一方で、1本も歯がない人が七%出てきます。八〇歳以上になると、歯が1本もない人が二二%になり、28本残っている人はたったの五%です。

六〇歳を境に歯を失っていく一番の原因が、歯周病の進行なのです（図4）。

口呼吸が習慣になっていると確実に歯周病が進みます

歯周病の進行を促す生活習慣は、できるだけやめる。

これは、歯周病の人がいまの口の状態を悪化させないためにも、歯周病の予防のためにも、とても大切なことです。

歯周病を悪くする原因は、歯のみがき方が足りないだけではないのです。呼吸の仕方によっても促されることがわかっています。

口から呼吸をする。これが習慣になってしまっている人は、確実に歯周病が進みます。

実際に、口呼吸を続けていることで歯肉炎を起こし、歯周炎へと進行する。あるいは歯周炎が重症化してしまう人もいることが明らかになっています。

そして近年、この口呼吸をする人がふえているのです。

歯周病が確実に進むことも避けなければならない大きな問題ですが、さらに厄介なことが二つあります。ひとつは、口呼吸によって身体全体が受けるダメージがあまりに多岐にわたること。もうひとつは、大人だけでなく子どもの口呼吸も深刻化していることです。

① 口呼吸による身体へのダメージ

常に口を開けて息をしている人は、呼吸が浅くなり、身体に酸素が十分取り込まれないことで、顔色は徐々に青白くなり、表情も失われていきます。

呼吸が浅いと、眠りも浅くなります。眠りの質が落ちれば、疲れやすくなり、注意力も散漫になる。

さらに、いつも口が開いているとアゴが上がり、背筋を伸ばす筋力がおとろえてきます。すると、真っ直ぐ座っていることができなくなってくるのです。しかも、口には鼻のようなフィルターがないため、**口で呼吸を続けている人は、あらゆる雑菌や細菌、ウイルスもすべてダイレクトに口から取り込んでしまっているわけです。**それも一時的ではなく、二四時間ずっと。それが毎日ですから、当然、身体の抵抗力は下がっていきます。

こうしたことが何年も続けば、さらに全身に悪い影響が出るでしょう。

また、口呼吸をしているのは、中高年の男性というイメージがあるかもしれませんが、それだけではありません。大学生から中高校生、もっと小さな小学生や未就学児まで、あらゆる年代でふえているのです。

子どものひどい口臭の原因は口呼吸にあります

② 口呼吸をする子どもの増加

とくに、幼稚園や小学校へ歯科健診に行くと、この一〇年で口を開けている子どもたちばかり目につくようになりました。この状態を「お口ぽかん」と呼んでいます。専門的には「口唇閉鎖不全症」といいます。

最近の子はアゴが小さいので歯並びが悪く、かみ合わせもよくありません。

さきほどお話ししたように、日常的に口が開いていると、アゴが上がりやすく、背筋を伸ばす力がおとろえて、ぼうっとしている子が多いのも特徴です。

そして、小学校低学年なのに口臭がひどい。その原因が口呼吸でもあるのです。

口呼吸をしているかどうかは、歯の汚れを赤く染め出す色素検査をすれば、すぐにわかります。口呼吸の子どもは決まって前歯が真っ赤に染まってきます。

それはなぜか。いつも口が開き、口で息をするのが当たり前になってしまうと、口のなかは当然、乾燥します。すると、前歯は唾液で湿っていない状態が続いてしまうので、プラークがカチカチに固まってしまうのです。おまけに口が閉じていないので、だんだん歯が外に飛び出してくるんですね。そうなるとますますプラークは乾燥してしまいます。ですから、ほかの歯はキレイにみがけているのに、前歯だけにプラークがべったりついている子どももいるのです。

毎日歯みがきをしていても、歯ブラシで数回こする程度ではべったりついたプラークは取れません。当然、歯周病になりやすいわけです。

つまり、**口呼吸は歯周病が進みやすい環境を整えてしまっているのです。**一〇～一九歳の四分の一以上に歯周病が見つかるようになったのは、こうした背景も関係していると考えられています。

しかも、口呼吸を続けていると、歯周病を悪くしてしまうだけでなく、先に挙げたように、身体にさまざまな異変も現れます。これは、子どもたちの将来を脅かす危機的な問題なのです。だから口呼吸をやめ、歯周病を未然に防ぐよう、早い段階からケアすることが大切なのです。

【第1章】歯周病は全身に害をなす感染症

歯周病感染の主な原因はキスなのです

二〇一七年に厚生労働省が実施した「患者調査」によると、日本国内における歯周病の患者数は三九八万三〇〇〇人。歯周病は今や四〇〇万人にとどく国民病です。

ただし、これは歯科で治療を受けている患者の数ですから、歯周病が未治療の人が多いことを考えれば、実際の数ははるかに多いことになります。

歯周病が国民病なのは、万国共通。

これが世界に向けてユニークな形で発信されたのは、二一世紀に入ってすぐのことでした。なんと、**ギネスブックに「地球的規模で蔓延している、人類史上最大の感染症」として公式認定されたのです。**

登録されたのは二〇〇一年。そこには、「地球上を見渡しても、この病気に冒されていない人間は数えるほどしかいない」と記されました。

それから二〇年経った現在も、歯周病の患者が減ったという報告はありません。

歯周病が感染症であるということは、歯みがきの仕方が悪い人だけがなる病気ではないということです。序章でお話ししたように、感染ルートで一番多いのは、唾液感染なのです。

キスやハグが日常的な挨拶になっている欧米では、「歯周病感染の主な原因はキスである」と歯科の教科書にはっきり書かれています。そう断定できるのは、彼らはそれ以外に他人の唾液が口のなかに入る機会がまずないからです。

ところが、日本はこれに当てはまりません。むしろ、唾液感染のリスクは日本特有の要因でさらに高まるからです。

飛沫感染で移る新型コロナが広がった当初のことを思い出してみてください。注意喚起されたひとつが「直箸《じかばし》」だったのを覚えていらっしゃるでしょうか。

日本や中国などのアジアでは、大皿料理が中心で、鍋を囲む機会も多くあります。

大皿料理を自分の箸でみんなに取り分ける。鍋料理に自分の箸を直接入れて、おのおのが具材をつつき合う。これを「直箸」といいますが、欧米にはない文化なのです。つまり、こうした食文化の違いが日本における歯周病の感染リスクを高めているわけです。

たとえば、自分が食べている箸やスプーンで子どもに食べさせる。パンやコロッケなど、自分がかじったものを家族や友達とシェアして食べる。缶ジュースやペットボトルを回し飲みする。グラスの同じ場所から飲む、あるいは同じストローで飲む。

　これらもすべて唾液感染を起こす行為です。つまり、食生活のなかでごく普通にしてきたことが、じつは見方を変えれば唾液交換という感染リスクのオンパレードだったということなのです。

　家族から移ることを家庭内感染といいますが、**歯周病の家庭内感染は、こうした食事を介するケースがほとんどである**ことがわかっています。

　さらに、歯みがきに使う歯ブラシやコップなどを、家族や恋人同士で共用することも感染の原因になります。

　新型コロナは「ウイルス」、歯周病は「細菌」という違いがあるため、ウイルスのほうがわずかな飛沫で感染する可能性が高くなりますが、注意すべきポイントは同じです。

　しかし、現状における歯周病の一番の問題は、歯周病菌に感染しても、新型コロナのように発熱などの症状が出るわけではないので誰も気づかないこと。そして、ほとんどの人は歯周病菌がこうした唾液感染で移ることを知らずに生活しているということです。

　とくに親子間の唾液感染は、子どもの細菌叢の育成にもかかわってきます。

　歯周病は、自分が歯を失う可能性がある病気だけで終わらないのです。家族や恋人、友達など、あなたの大事な人に移してしまう可能性がある感染症なのです。その感染は、生活習慣や愛情表現をすることで起こります。だから治療をしないまま放置してはいけないのです。

■歯周病を起こしやすい悪玉歯周病菌

ここで、歯周病の原因がどのように解明されていったのか、その変遷について簡単にお話ししておきたいと思います。

歯周病は、はじめから感染症とわかっていたわけではありません。

一九三〇年代は、歯の裏側などにつく食べかす汚れの「歯石」が原因と考えられていました。歯科で歯石を取りのぞくと、口のなかの状態が改善されていたからです。

その後、三〇年という月日が流れるなかで、じつは歯石が原因だったのではなく、「歯《し》垢《こう》」という生きた細菌のかたまりが歯周病を起こしているのだと考えられるようになりました。

歯石は食べかす汚れが固まったわけではなく、石灰化といって石のようにカチカチに固まった細菌の死骸です。実際に歯ぐきを悪くしているのは、歯垢という細菌の集合体。これが一九六〇年代における歯科の常識になったのです。

ところが、歯垢は「歯の垢」と書くため、身体の垢と同じように、たんなる食べかす汚れというイメージをもたれやすかった。この誤解をさけるために、その後、「プラーク」と呼ばれることが定着していきました。

全国の歯科でプラークを赤く染め出す色素検査が始まったのもこのころです。患者さんは真っ赤に染まった自分のプラークを鏡で見ながら、歯みがきの指導を受ける。この色素検査はいまも行われているので、みなさんも一度は受けたことがあるのではないでしょうか。

そして、一九七〇年代に入ると、またひとつ新たな謎が解明されました。プラークのなかに歯周病を起こす悪玉菌がいることがわかったのです。これが歯周病菌です。

同じ歯周病なのに、口のなかの状態がどんどん悪くなる人もいれば、なぜか軽いままですんでしまう人もいる。それまでは、その違いがなぜなのか、原因がわかりませんでした。体質なのか、内分泌系による違いなのか、あるいは別の病気が関与しているのかと、さまざまな角度から研究が進められていきました。

それによって新たな疑問が生まれ、仮説が立てられるようになっていったのです。

「歯周病は口のなかだけに起きる病気ではなく、全身の病気とも関係があるのではないか」「感染症ではないのか」「歯周病菌も一種類ではなく、重症化に関わる特定の歯周病菌がいるのではないか」

こうした仮説をもとに細菌学的な研究が進められた結果、歯周病が発症する原因菌や、そのメカニズムが徐々に解明されていったわけです。

そして、二〇〇〇年。二一世紀を目前にして悪玉歯周病菌の種類が決定されました。その翌年、歯周病が前述のギネス公式認定を受けました。

さらに、歯周病菌にはさまざまな種類があること、その菌のはたらきや、プラークの構造なども明らかになっていくなかで、近年はプラークのことを**「バイオフィルム」**と呼ぶこともふえてきました。いずれも歯垢とイコールであると考えていただいてよいものです。

そして、歯周病の発症するメカニズムも、特定の歯周病菌がいるだけでなく、あるスイッチが入る瞬間があることが発見されたのです。詳しくは第2章でお話しします。

口のなかの細菌の多くは家庭内で移ります

私たちの口に無数にいる細菌は、善玉菌と悪玉菌、さらにどちらの味方にもつく日和見菌という三つの菌で構成されています。これは腸内細菌も同様です。これらの菌は口のなかにどのように棲み着き、その構成はどうやって決まってくるのか。まずは、その流れを追ってみましょう。

はじまりは、この世に生を享《う》ける瞬間です。赤ちゃんがお母さんの産道を通って外に出ようとするときに、膣のなかの乳酸菌などの菌が口のなかに入る。これが最初の細菌との出会いと考えられています。乳酸菌は、みなさんご存じの善玉菌です。

さらに一部の赤ちゃんは悪玉菌にも感染します。じつは、出産時にお母さんが必死にいきむことで、赤ちゃんと一緒に、排便してしまうケースがあるのです。赤ちゃんは産道から外に出る瞬間に、そのウンチをペロッと口にしてしまう。そこで悪玉菌に感染するわけです。これはめずらしいことではなく、出産時に排便してしまったという経験をもつ母親は、全体の三割近くいることがわかっています。

それから数カ月もすると、赤ちゃんは、自分の手をペロペロなめたり、ゲンコツ状に握った手をそのまま口に入れたりして、自分の手にいる細菌を口のなかに植え付けていきます。

その後も、家族からさまざまな菌をもらうことで、小学生くらいまでの間にある程度の細菌構成ができてくるといわれています。

つまり、**口のなかの細菌の多くは、子どものころに家族から菌をもらう家庭内感染によって棲み着くようになるわけです。**

思い返してみてください。学生時代に、それほど熱心に歯みがきをしているわけでもないのに、なぜか虫歯がゼロという友達が周りにいませんでしたか。

その人は、子どものころから悪玉菌に感染することなく成長したということです。こういう人が、成人のおよそ一割いると言われています。

この一割の人たちのように、子どものころから悪い細菌がふえずに大人になることができれば、その人は一生、虫歯とも歯周病とも無縁で過ごせるわけです。

つまり、**細菌叢がいい両親のもとに生まれた子どもは、いい細菌叢が育ちます。**

しかし、両親ともに歯周病という家庭で育った子どもは、やはり歯周病になりやすいのです。それはすでにお話ししてきた通り、唾液感染によって親から子へ歯周病菌が移るからです。

このように、虫歯や歯周病になりやすいかどうかは、幼いころからどんな細菌に感染し、どんな細菌叢が口のなかで育《はぐく》まれてきたかで決まってくる。これは子どもの意志ではどうにもならず、もはや運命づけられているようなものなのです。

ですから、**お父さんお母さんは、お子さんのためにも、歯周病をしっかり治療して、いい細菌叢が育つ環境をつくってあげていただきたい**わけです。

口のなかの細菌叢が完成するのは三〇歳ごろ？

口のなかの細菌叢が完成するのは三〇歳ごろと推測されています。これを科学的に証明するには大規模な追跡調査が必要になるため、まだ明確なデータは出されていません。

しかし、三〇代になると、口のなかに棲む細菌には人それぞれ大きな違いがあること、その細菌構成は数年たっても変わらないこと。この二点から細菌叢が完成したと推測できるため、この三〇歳での完成説ができたわけです。

つまり、**口のなかの細菌構成が完成すると、細菌は固定メンバーとなり、入れ替わりがなくなる**ということです。

興味深いデータが、東京歯科大学から出されています。（Asano H, Ishihara K, Nakagawa T, Yamada S, Okuda K. Relationship between transmission of *Porphyromonas gingivalis* and *fimA* type in spouses. J Periodontol. 2003 Sep; 74(9):1355–60. doi: 10.1902/jop.2003.74.9.1355.）

一四組の夫婦の口のなかの細菌構成を調べたところ、夫と妻どちらにも同じ歯周病菌がいた夫婦もあれば、夫には歯周病菌がいて妻にはいない夫婦、あるいはその逆のケースもあったという結果になりました。

夫婦ですから当然、頻繁に唾液の交換がある、もしくはあったと考えられるわけですが、同じ菌を共有している夫婦ばかりではなかったのです。

これは、結婚した時期が影響したのだろうと推測されています。

夫と妻で同じ歯周病菌がいた夫婦は、結婚が早く、まだそれぞれの細菌叢が完成していなかったため、唾液感染によって菌の相互交換があった。あるいは妻（夫）だけ細菌叢が完成していなかったため、夫（妻）から一方的に歯周病菌を移された。

また、夫（妻）には歯周病菌がいて、妻（夫）にはいなかったケースでは、すでに夫妻ともに細菌叢が完成していたため、菌の変動がなかったと考えられる、ということです。細菌叢が完成していれば菌のメンバー交換が起きないということなら、歯周病の感染リスクに限って言えば、熟年のカップル、晩婚は安心なのかもしれません。

歯周病は一度なると、自然に治ることは絶対にありません

歯周病は一度なると、自然に治ることは絶対にありません。いったん良くなっても再発します。だから、一生メンテナンスが必要です。口のなかの状態をよくするには歯科での治療が必要です。また、歯周病菌は、抗生物質を飲んでも完全に追い出すことはできないこともわかっています。

なぜ歯周病菌を完全に追い出すことがむずかしいのか。理由は三つあります。

① 現代の殺菌方法には限界がある

まず、その言葉がもつイメージと、本当の意味合いにズレがあることを知ってください。殺菌方法としてよく聞くのは、「除菌」と「消毒」です。この二つはほぼ同じ意味と考

えてよいものです。

除菌と聞くと、菌を完全に取り除くことができるというイメージがあるかもしれませんが、実際は違います。それなりに菌の量を減らせる。それが除菌です。あくまでも量を減らすだけなのです。

これが「殺菌」になると、ほぼ菌を死滅させることができます。

ただし、あくまでも〝ほぼ〟であって、完全ではありません。使った殺菌剤の効果がなくなれば、その菌の量は元に戻っていきます。

すべての菌を消すことができる唯一の方法は、「滅菌」です。

しかし、現時点で可能な滅菌の方法は、「ガス滅菌」と「オートクレーブ（高圧蒸気滅菌）」、この二つしかありません。歯周病菌にガス滅菌を行えば、菌だけでなく、その人の命まで尽きてしまいます。オートクレーブは、高温高圧（一二〇℃×一・二気圧）下に一五分おくというような方法ですから、これも人に行うことはあり得ない。

つまり、現状、口のなかを滅菌することは不可能なのです。

それなら「殺菌」だと思いたいところですが、殺菌は漂白剤と同じくらい毒性が強いものです。漂白剤でぶくぶくうがいはとてもできません。

消去法の結果、私たちが口のなかにできるのは、消毒くらいなのです。

消毒は除菌とほぼ同じ意味でしたね。ですから、それなりに菌の量を減らすことはできます。ただし、滅菌にはならない。

つまり、**歯周病菌を完全に追い出すことはできない**ということです。最近は、さまざまな効果をうたったマウスウォッシュや歯みがき粉なども市販されていますが、これらのオーラルケア商品は、あくまでも歯周病の予防効果を期待するものです。

■プラークには免疫や抗生物質の攻撃が効かない

② プラークは一度できあがると難攻不落

歯周病菌を完全に追い出すことができない二つ目の理由は、プラークにあります。

さきほどお話しした通り、プラークは歯のみがき残しが原因で成熟する、生きた細菌のかたまりです。

食後数時間で歯の表面に細菌がやって来て、プラークができはじめます。歯にくっついた細菌が、歯みがきで落とし切れずに放置されると、その上に新たな細菌がやって来てくっつきます。これが繰り返されることで、さまざまな細菌が集まり、膜に包まれたような形状のかたまりをつくっていきます。

肉眼で見ると、ベタベタとした黄白色の汚れで、非常に粘着力が強いため、口をゆすぐ程度では取れません。だから歯ブラシでこすり落とさないと取れないわけです。

できあがったプラークは、全体がフィルム状の膜で包まれた、鳥もちのようなものなのです。それで最近は、バイオフィルムと呼ばれることもふえてきました。歯周病菌はこのプラークのなかに好物のタンパク質を求めて棲み着きます。

では、なぜこのプラークには、免疫や抗生物質が効かないのでしょうか。

免疫の攻撃に、この膜が邪魔をするのです。プラークは歯周病菌が口のなかで生き続けるためのシェルターのような役割をしていて、バリア機能が強い。免疫細胞や抗体（細菌やウイルスなどが体内に侵入しようとしたときに攻撃するタンパク質）は、なかなか膜のなかに入ることはできません。

また、プラークには、さまざまな細菌が集まっているので、すべての菌が同じように活動しているわけではないんですね。なかには眠っている歯周病菌もいます。そこに抗生物質が入ってきても、反応を示すのは活動中の菌だけで、寝ている菌は反応しません。

活発に動いている歯周病菌は、抗生物質を取り込んで死滅しますが、冬眠状態にある歯周病菌は変化しないのです。

なぜ活発な歯周病菌は、抗生物質に自ら手を伸ばすのか。それは食料と勘違いするからです。つまり、毒まんじゅうを食べて自滅するということです。一方、冬眠中の歯周病菌は、毒まんじゅうの存在に気づかないまま眠り続けていることで生き残るのです。

抗生物質を内服するのは一定期間だけなので、処方分を飲み切った後に冬眠中の歯周病菌が目覚めれば、プラークの栄養を食べて増殖をはじめます。

ですから、抗生物質で死んでしまった菌がいても、それは一時的に数が減ったに過ぎず、結局は元に戻ってしまうことになるわけです。

つまり、抗生物質を飲むと、たしかにしばらくは歯ぐきの調子が良くなる。しかし、抗生物質の薬効が切れるとやがて元に戻ってしまう。だから「あまり効かない」という評価になるということです。

そのため、一度棲み着いてしまった歯周病菌とは、一生うまく付き合っていく必要があります。現状は、毎日の歯みがきでプラークごと歯周病菌を落とし、定期的に歯科でみがき残しをキレイにしてもらう。それが最善策なのです。

③ 歯周病菌は細胞のなかにも棲み着く

歯周病菌が棲み着くのは、プラークだけではありません。歯ぐきやほっぺたの細胞のなかにも入って行きます。

歯周病菌は、まず歯周ポケットのなかに炎症を起こします。歯ぐきから血が出るようになると、歯周ポケット内のプラークにいる歯周病菌は毛細血管から血液のなかに入ります。さらに血管の細胞にも入り込み、そこで感染を広げようとします。

細胞のなかに入ってしまった菌には、もはや対処する術《すべ》がないのです。しかし、歯周病菌はそこでずっと生き続けるわけではなく、いずれ代謝されていなくなります。ところが、次々と新しい菌がやって来るため、治療をしない限り、そこからすべての菌がいなくなることはない。

だから完全に追い出すことがむずかしいのです。つまり、歯周病は慢性的な病気なのです。

愛犬、愛猫には自分の唇を絶対に許してはいけません

可愛い犬や猫は、大事な家族の一員。そう思って暮らしている方は多いと思います。

愛犬にペロペロと顔中をなめられて、「もう、くすぐったいんだから」と飼い主が楽しそうにしている姿は微笑ましく、よく目にする光景です。

しかしこれは、私たち歯科医からすれば、もう笑っている場合ではない、「ちょっと待った！」と割って入りたくなるような状況なのです。

歯周病が感染症であること、キスでも移ることは、すでにお話ししてきた通りです。そして、もうひとつ、みなさんに知っていただきたいのは、これは、人間同士に限ったことではない、ということです。もうおわかりですね。

もし、飼い主さんの顔をペロペロとなめているワンちゃんの歯周病菌が、その飼い主さんに移っている可能性が高いとしたら、逆に飼い主さんの歯周病菌がワンちゃんに移ってしまっているとしたら、さきほどと同じように微笑ましい光景に見えるでしょうか。

大阪大学歯学部小児歯科の隣の研究室が調査をした結果、ペットのなかでも、犬と猫には人間の歯周病菌と同じくらい、病原性が強い歯周病菌がいることが明らかになっています。

つまり、**犬や猫にも歯周病があるということです。そして、それは同じように唾液感染で移ります。人間同士、動物同士だけでなく、人から動物へ、動物から人へ移る感染もあ**

るということです。

ただし、犬の歯周病菌は、人間の歯周病菌とは種類が違います。ですから、相互感染していたとしても、どちらから移った菌なのか、感染ルートがわかるのです。

前述の研究室では、大阪大学の周辺で犬を飼っている家庭の協力を得て、飼い主と犬の歯周病菌の調査を行いました。

検査をしたのは、飼い犬・全六六匹。そのうち七割の犬から歯周病菌が検出されました。

続いて、この六六匹の飼い主の口のなかの細菌検査を行いました。

すると、そのうち一六％の飼い主から、犬と同じ歯周病菌が検出されたのです。

つまり、愛犬から毎日のように顔をペロペロとなめられていることで、愛犬の歯周病菌が飼い主に移されたということです。

しかも、それだけではありません。

この飼い主の六割の人たちは、もともと歯周病があり、**ジンジバリス菌**（後述・Ｐ53）という最も悪性度の高い歯周病菌をもっていました。このジンジバリス菌が、一四％の飼い犬から検出されたのです。

この六六匹のなかには飼い主の顔を毎日なめていることで、飼い主から歯周病菌を移されてしまった犬もいたのかもしれません。

これで、ペットと飼い主（イヌとヒト）は、歯周病菌をお互いに融通し合っているという悲しい現実が証明されたことになります。

年を取ると、歯周病がふえていくのは、人間も犬も同じです。成犬となり、四歳を過ぎるころから歯周病が見つかりはじめる。やがて七歳の老犬になると、口のなかにはほぼ一〇〇％歯周病菌が存在するといわれています。

ですから、**いくらペットが家族同然だとしても、愛犬、愛猫には自分の唇を絶対に許してはいけません。**それが愛するペットのため、飼い主であるあなたのためでもあるのです。

歯周病は命にかかわる病気につながります

ここまで歯周病が生活習慣病であり、感染症でもあることをお話ししてきました。

歯周病は歯ぐきの炎症が進むと完治がむずかしくなり、最後には歯がドミノ倒しのように次々と抜け落ちてしまう。これは、健康寿命にかかわる大きな問題です。

しかし、歯周病の本当の怖さは、それで終わらないことなのです。

詳しくは第3章でお話ししていきますが、**歯ぐきから出血が起きると、歯周病菌は全身に広がるようになります。それがきっかけとなり、歯とはまったく関係のない重大な病気が起こりやすくなってしまうのです。そこには命にかかわる病気も数多く含まれます。**

自分が歯周病であることに気づかないまま今も放置している人は、将来的に自分の歯がなくなる可能性が高いだけでなく、そういった別のさまざまな病気のリスクも上がり続けているということになります。

歯周病と全身の病気との関連性は、現在も世界中で研究が進んでいるところですが、まだすべてが解明されているわけではありません。

なぜその病気が起きるのか、すでに科学的に明らかになっている病気と、関連があることはわかっていてもその因果関係までは明らかにされていない病気もあり、それらを合わせると、一〇〇種類を超えるとも言われているのです。

この事実を広く知ってもらおうと、日本歯科医師会では、患者さんに向けたビデオを作成しています。すでに歯科の外来で歯科衛生士さんから定期メンテナンスを受けている方は、ご覧になったことがあるかもしれません。

このビデオのなかでは、歯周病菌に感染したまま放置するとどうなるのか、全身の病気のリスクがどれほど高くなるのかが簡潔にまとめられています。

ざっとご紹介すると、

「心筋梗塞のリスクは二・八倍に、脳卒中の罹患率は二〇％ふえ、早産のリスクは七倍に上がる。また、歯周病は糖尿病の合併症でもあり、膵がんのリスクは一・六倍になる。さらに、歯周病があると脂肪がふえて太りやすくなる、高齢者の死因で多い誤嚥《ごえん》性肺炎との関連性も高い」

というショッキングな情報が詰め込まれています。多くの人があまり気にせずに放置している歯周病は、これほどさまざまな病気を引き起こす可能性が高いのです。

それぞれの病気との関連性については、第3章でより詳しくお話ししたいと思います。

【第2章】 歯周病の発症メカニズムをさぐる

■私たちの口のなかに棲んでいる細菌は七〇〇～一〇〇〇種類

歯周病の原因が「歯石」ではなく、「プラーク」という生きた細菌のかたまりであったことが徐々に解明されていったように、じつは歯周病の発症メカニズムも、以前とは別の考え方がされるようになっています。

私たちの口のなかに棲んでいる細菌は七〇〇～一〇〇〇種類ほどといわれ、その性質もさまざまです。**これらの細菌が歯の表面にくっつくことでつくられるプラーク（バイオフィルム）、これが歯周病の原因です。**

はじまりは、歯のみがき残し。歯みがきできれいに落とし切れずに歯の表面に残った汚れは、口のなかに棲む細菌です。その細菌の上には、口のなかの別の細菌がやって来てくっつきます。これを歯ブラシで落とせなければ、またその上に別の細菌がやって来てくっつく。これが何度も繰り返されることで、さまざまな細菌が積み重なり、プラークはできあがります。

ですから、プラークは口のなかに棲む無数の細菌の集合体であって、一種類の細菌のかたまりではないのです。そして、**細菌が積み重なるうちに、より悪性度の高い細菌が好む**

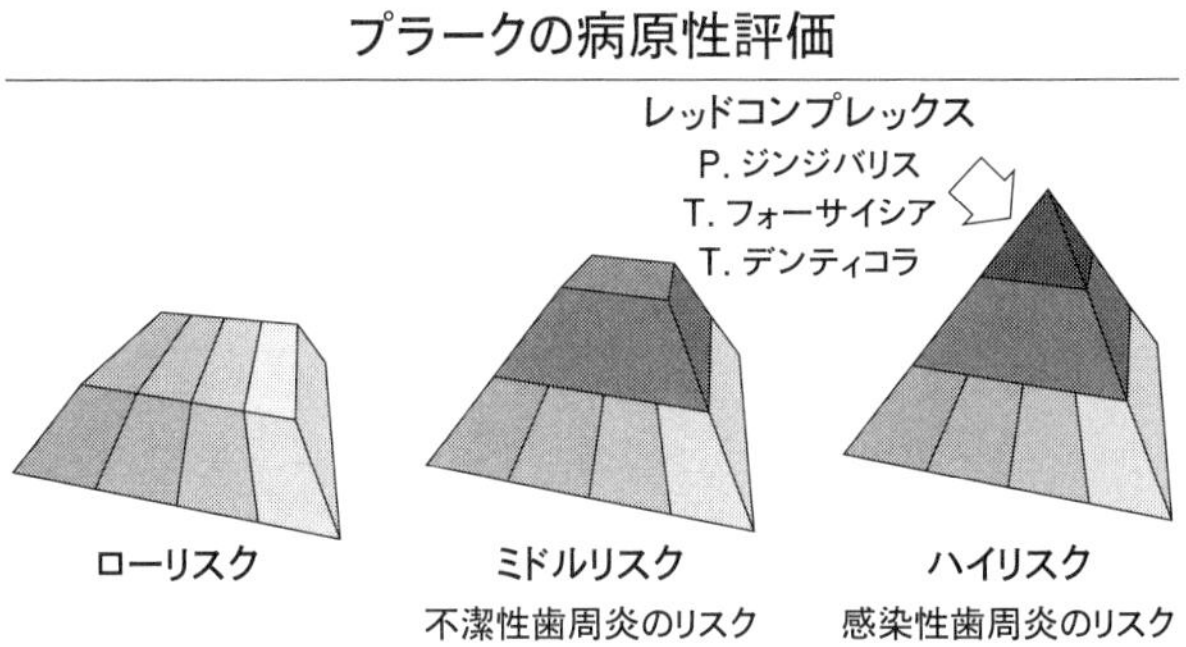

図5. 細菌ピラミッド&レッドコンプレックス

環境がつくられていきます。

そこに集まるのが悪玉菌です。歯周病菌は、その悪玉菌のひとつです。そして、**この歯周病菌もまた一種類ではなく、一〇種類以上いる**といわれています。

どんな歯周病菌が口のなかに棲み着いたのか。その菌の性格が、歯周病の発症や、重症化などに大きく影響しています。

■悪玉菌の中には三種の王者がいる

歯科では、口の中に棲む細菌を、悪性度の違いによって六つのタイプにわけて考えています。それを示したのが図5のピラミッドです。

ピラミッドの上部に行くほど毒性が強くなり、この頂点に立つのが、ポルフィロモナス・ジンジバリス(Porphyromonas gingivalis)、タネレラ・フォーサイシア（Tannerella forsythia）、トレポネーマ・デンティコラ（Treponema denticola）という三つの歯周病菌です。**悪玉菌の王者と言われるこの三つをまとめて「レッドコンプレックス」と呼んでいます。**

レッドコンプレックスは、歯周病の重症化に関係する菌でふだんの菌量はとても少ないのですが、重度歯周病になると全体の一〇%を超えてきます。この三つの菌のトップ、つまり**最も悪性度が高い歯周病菌が、ジンジバリス菌です。**

もし、口のなかにこのレッドコンプレックスがすべて棲み着いてしまったら、一番タチの悪い細菌叢ができてしまったことになるわけです。そのため、以前はこのレッドコンプレックスこそが、歯周病になる原因と考えられていました。

しかし、実際はそうではなく、いくつかの条件が重なって、あるスイッチが入ることで歯周病が起きることがわかったのです。

■歯周病は細菌バランスが悪玉菌に傾くことで起きる

歯周病は、口のなかの細菌バランスが崩れることで起きます。

これが二一世紀に入って明らかになった事実です。できるだけ口のなかでいい細菌叢が育つ生活習慣を身につけ、悪玉菌がふえないような環境を保つ。それができていれば、レッドコンプレックスというタチの悪い歯周病菌が多少いたとしても、すぐに歯周病を発症したり、すでに歯周病の人が急激に悪化したりすることはないことがわかったのです。

口のなかに棲む常在菌は七〇〇〜一〇〇〇種類といわれていますが、第1章でお話ししたように、その性質から大きく三つにわけて考えられています。善玉菌と悪玉菌、そして日和見菌です。

安定した状態の三つのバランスは二：一：七。日和見菌は、文字通り優位なほうの味方につく菌で、相手の色に染まりやすい性質があります。善玉菌が優位なら、気立ての良い菌に。悪玉菌が優位なら、同じように悪さをする菌に豹変してしまう激しさをもっています。

なぜ歯周病になるのか。その原因となる口のなかの細菌バランスの崩壊は、この七割近くいる日和見菌が悪玉化することで起こります。

つまり、**この細菌バランスが悪玉菌に傾くことで、日和見菌が悪玉菌に加担する。これこそが、歯周病が起きる本当の理由だったのです。**もし、悪玉菌にレッドコンプレックスが含まれていれば、日和見菌はレッドコンプレックスを助ける小悪玉菌に豹変し、レッドコンプレックスが急激にふえる環境に一変してしまうということなのです。
専門的にはこれを「**マイクロバイアルシフト**」といいます。

そして、このマイクロバイアルシフトによって、口のなかの細菌バランスが悪玉菌優位の状態に豹変すると、当然、その細菌の集まりからできているバイオフィルム（プラーク）も、悪玉菌の勢いが増した毒性の強いバイオフィルムに一変してしまう。

すると、堰《せき》を切ったように歯周病が進行していくことがわかったのです。

もし悪玉菌のなかにジンジバリス菌が含まれていれば、マイクロバイアルシフトによって毒性を強めたバイオフィルムは、さらにタチの悪いみがき残しに変貌してしまうということです。

バイオフィルムの膜は分厚くなり、歯ブラシで数回こすったくらいでは簡単に取れないような硬さに変化します。このバイオフィルムのなかに棲むジンジバリス菌は、さらに感染を広げようと活発に増殖を続けるようになるのです。

このように、日和見菌が悪玉菌の味方をするようになることで、口のなかの細菌の大半が悪さをする菌となり、口腔環境が一気に悪化することが歯周病の発症につながっていたのです。

歯周病を悪化させるのは疲労やストレス、最も悪いのはタバコ

では、このマイクロバイアルシフトのスイッチは、どうすると入るのか。

歯みがき不良が一番の原因。日常生活で考えると、たとえば、睡眠不足や食生活の乱れ、ストレス過多。他にも、これらはすべてマイクロバイアルシフトが起きやすい条件に当たります。

みなさんは、しばらく仕事が忙しくて寝不足続きのなか、歯科の定期メンテナンスに行ったら、歯周病が悪化していたという経験はありませんか。**疲労やストレスが溜まり、身体の抵抗力が落ちることでも歯周病は悪化します。そしてもうひとつ、大きな引き金になるのが喫煙です。**

タバコとお酒はさまざまな病気のリスク因子として必ず挙がるものですが、歯周病の場合は、悪い影響がより強く出るのがタバコ。詳しくは第7章でお話ししたいと思います。

■虫歯菌は甘党で、歯周病菌は肉食

次に、マイクロバイアルシフトが起こりやすい条件を細菌の目線で見てみましょう。

歯周病菌も生き物ですから、居心地のよい環境があります。つまり、温度やpH（水素イオン濃度）、栄養状態など菌の活動が活発になり、増殖しやすい条件があるわけです。これらが揃うと、マイクロバイアルシフトが起きやすくなることがわかっています。

歯周病菌がふえやすい環境は、歯周病菌と虫歯菌の違いから浮き彫りになります。どちらも予防法は、「歯みがきでプラークを落とすこと」で同じですが、それぞれの菌の性格はまったく違うのです。

虫歯菌は、みなさんご存じの通り、虫歯のもとになる砂糖やデンプンが好物です。

ところが、歯周病菌は、そういう甘いものには目もくれません。**歯周病菌の栄養源となるのは、タンパク質と鉄分です。歯ぐきのタンパク質、血液の鉄分。つまり、虫歯菌は甘党で、歯周病菌は肉食なのです。**

そして、歯周病菌によって歯ぐきに炎症が起きると、微熱が出て歯ぐきの温度がわずかに上がります。たとえば、膝をぶつけると腫れて熱をもつのと一緒です。歯ぐきがやや温かいくらいの状態が、悪玉菌がふえる好条件なのです。

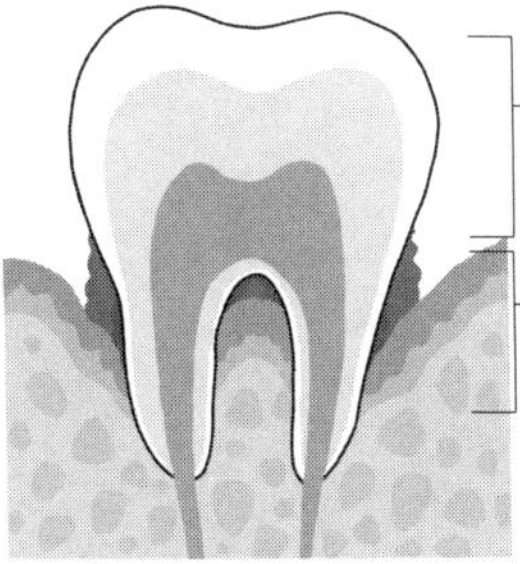

図6. 歯ぐきの縁を境にしたプラークの違い

歯周ポケットが深くなるのも好環境のひとつです。

歯周病菌は嫌気性菌といって、空気（酸素）が無い場所を好みます。歯周ポケットが深くなれば、その奥には酸素が届きにくく、増殖しやすい環境が生み出される。さらに、歯ぐきの縁に溜まったプラーク細菌が増殖すれば、歯周ポケットの上に蓋をすることになるため、より酸素から遮断されることになります。

健康な口のなかは、絶えず唾液が出ることで自浄作用がはたらき、中性が保たれています。唾液はpH７の中性です。

しかし、虫歯菌は酸性を好みます。虫歯は酸が歯を溶かすことでつくられるからです。

一方、歯周病菌が好むのはアルカリ性です。ですから、歯周病菌によって歯ぐきに炎症が起きると、口のなかのpHはアルカリ性に変わっていきます。マイクロバイアルシフトが起こりやすいと言われているのは、歯周ポケットのpHが7・5〜8・5に達したときです。

これほど二つの菌の性格は真逆なわけです。

そのため、歯のみがき残しから増殖するプラークは、歯ぐきの縁を境に、上下で異なる世界をつくっています（図6）。歯ぐきより上は、虫歯を起こす虫歯菌が棲んでいるので、プラークのpHは酸性。一方、歯ぐきより下は、歯周ポケットをつくって歯周病菌が棲んでいるため、プラークのpHはアルカリ性なのです。

■悪玉菌は細菌同士で栄養を補い合う

レッドコンプレックスはタチの悪い歯周病菌ですが、単独では何もできません。周りのプラーク細菌の協力があって、初めて歯周病を起こします。

言い換えれば、周りの細菌をすべて悪い菌にしていく術はもっているということです。それが日和見菌の悪玉化であり、マイクロバイアルシフトなのです。

そのベースにあるのが、悪玉菌同士で栄養を補い合える「栄養共生」という驚きのシステムです。それは、Aという菌が食べて出した物質が、Bという菌には栄養になる、Bという菌が出した物質はCという菌の栄養になる……という相互扶助の関係が成り立っているということです。

つまり、自分が出した排泄物が、ある仲間にとっては食料になるわけです。

たとえば、日和見菌の連鎖球菌は、オルニチンという物質をつくり出します。オルニチンは別の悪玉菌フソバクテリウムの好物です。オルニチンを食べたフソバクテリウム菌は、プトレッシンという物質をつくり出します。このプトレッシンは、歯周病菌の親玉ジンジバリス菌の大好物です。

このように悪玉菌は生き延びるために、食料がないときでも仲間と栄養を補い合い、お互いに病原性を高めることができるのです。そのうえ、ジンジバリス菌は、この栄養共生のなかで、日和見菌を巧みに操る術も習得している。だから日和見菌は悪玉化へ誘導され、マイクロバイアルシフトが起こりやすくなるわけです。マイクロバイアルシフトによってプラークが分厚く硬いバリアをつくるのも、ジンジバリス菌の仕業です。これが最強といわれる所以《ゆえん》であり、ジンジバリス菌を棲み着かせてはいけないといわれる理由です。

「毎日歯みがきはしているけれど、適当にしかみがいてない」という人の口のなかは、この栄養共生によって毒性の強いプラークがそこかしこにできている可能性が高いということになります。つまり、マイクロバイアルシフトが起きやすい環境をつくってしまっていることになるのです。

■歯周ポケットは歯周病のはじまり

歯周病菌が棲み着くのは、歯と歯ぐきの隙間にできる歯周ポケットのなかのプラークだけではありません。歯ぐきの細胞のなかにも入り込みます。

歯周ポケットは、健康な人にはないものなのです。ただし、健康な人の口のなかにも、歯と歯ぐきの間には、深さ1～3㎜程度のわずかな隙間があります。プラークに棲み着いた歯周病菌が、歯ぐきで炎症を起こし、歯ぐきが腫れ始めると、そのわずかな隙間だった溝が、だんだん深くなっていきます。これが歯周ポケットです。

歯周病菌はこのなかにつくられるプラークのなかにいます。ですから、歯科ではこの歯周ポケットの深さを診ることが、歯周病の判断材料になるのです。プローブという細い針状の検査器具を歯周ポケットに差し込み、その深さを測ることで診断します。

初期の歯周病（歯肉炎）なら、歯周ポケットの深さは3～4㎜程度。これはまだ歯みがきのやり方を見直し、歯の汚れをしっかり落とせば治る段階の歯周病です。

しかし、歯ぐきの炎症がさらに進んで、歯肉炎から歯周炎になると、歯周ポケットの深さは４㎜を超えてきます。中等度の歯周炎で４～５㎜程度。そして、歯が抜け落ちてしまう恐れが出てくる重度の歯周炎まで進行すると、歯周ポケットの深さは10㎜以上になります。

歯ぐきから血が出なければ、一生安泰です

歯周ポケットの深さを調べるときに、もうひとつ必ず確認していることがあります。

それは、歯ぐきからの出血の有無です。

なぜかというと、この歯ぐきからの出血がマイクロバイアルシフトの大きな原因になるからです。

健康な人の歯は、歯ぐきがしっかりと歯も骨も覆っているので出血は起こりません。ですが、ここにみがき残しのプラークがたくさん溜まっていると、さきほどの栄養共生によってプラークの毒性が強まります。やがて歯ぐきの内側の組織が炎症を起こし、歯周ポケットに潰瘍ができるのです。それによって歯ぐきをおおっていた上皮が剥がれて毛細

血管が露出しているわけですから、当然、血が出ます。

この出血によって歯周病菌にスイッチが入るのです。

血液には、良質なタンパク質と鉄分が豊富に含まれています。この二つは、歯周病菌の大好物でしたね。栄養源をふんだんに与えられることになり、歯周病菌は桁外れに増殖します。その結果、マイクロバイアルシフトを起こすのです。

ですから、歯みがきをして、歯ぐきから血が出るのは、歯周病が進行しているサインなわけです。

潰瘍ができるのは、歯ぐきの内側です。潰瘍から出血すると、歯周ポケットに血が溜まります。つまり、毎日の歯みがきでは、この歯周ポケットのなかに溜まった血を歯ブラシで押し出しているわけです。

ところが、ほとんどの人は、歯みがき中に歯ぐきから血が出ると、こう思うのです。

「しまった、歯ぐきを傷つけた。もっと柔らかい歯ブラシに換えないとな」

「強くブラシでこすり過ぎたかな。しばらくそうっとみがこう」

これは、どちらも大きな誤解なわけです。

歯ぐきから血が出たということは、もうすでに「歯周病が進行している」という口から

のサイン。歯周ポケットに潰瘍ができているという証拠なのです。

昔、「リンゴをかじると、血が出ませんか？」という歯みがき粉のＣＭがあったのを覚えていらっしゃるでしょうか。あれは、この歯周病のサインをズバリ伝えていたわけです。

歯ぐきからの出血があるかどうかは、マイクロバイアルシフトにかかわる大事な問題です。

もしあなたの口のなかに歯周病菌がいても、血が出ない状態なら一生、自分の歯で過ごすことができます。

ところが、**すでに歯ぐきから出血が起きているとなると、マイクロバイアルシフトによって凶悪なプラークに変わってしまっている可能性が高いことになります。**

これを長く放置してしまえば、坂道を転がり落ちるように歯周病が急激に悪化し、自分の歯でリンゴを丸かじりすることもできないような状態まで進行する恐れがある。そう警告してくれているのが歯ぐきからの出血なのです。

ですから、歯をみがいて歯ぐきから血が出たら、やわらかい歯ブラシに換えるのではなく、できるだけ早く歯科に治療の予約を入れてください。

【第3章】口中悪玉菌たちが引き起こす病気

「歯くそ」一gに一〇〇億〜一〇〇〇億個の細菌が！

私たちの身体のなかで一番多く細菌がいる場所が大腸です。容易に想像がつくと思いますが、大腸のなかの結腸で便がつくられ、直腸に溜められているからです。

では、この便は、何でできていると思いますか？

同じ質問を小学生にすると、たいてい「食べかす」という答えが返ってきます。

「え、違うの？」と思ったあなたも、残念ながら不正解です。

便のほとんどは水分で、約七〜八割を占めます。

それ以外にはもちろん、食べかすも含まれていますが、三分の一程度。剝がれた腸粘膜と腸内細菌がそれぞれ三分の一です。

序章で口のなかは汚いというお話をしましたが、この便が溜められている直腸に匹敵するくらい、口のなかには細菌がいると言われています。

つまり、口のなかは便と同じくらい細菌でいっぱいなのです。普段気にしていないだけで、口は多くの細菌が入ってくる入口です。そのなかは、想像以上に菌だらけということなのです。

よく昔の人は、歯についたみがき残し（プラーク）のことを「歯くそ」と呼んでいたのをご存じでしょうか。プラークは細菌のかたまりですから、歯からプラークを指で取って、「えいっ！」と誰かにこすりつけたら、それは便をくっつけたのと同じくらい細菌だらけで汚いわけです。ですから、品がある表現であるかはさておき、意外と的を射ていたわけです。

では、実際にプラークのなかには、どれくらい細菌がいるのでしょうか。

一ｇ当たりに含まれる量は、およそ一〇〇億〜一〇〇〇億個と言われています。

普段からしっかり歯みがきをして、割と口のなかのお手入れができている人で一〇〇億個というレベルです。自宅や介護施設で寝たきりのまま十分に歯をみがいてもらえていない人になると、一〇〇〇億個に届く量までふえます。

私はときどき介護施設へ高齢者の口のケアに行っていましたが、なかなか歯みがきまでスタッフの手が回らず、入れ歯も舌も細菌汚れで真っ白ということは珍しくありません。こういう方のプラークの細菌量は、桁が一つ違ってくることになります。

口呼吸がクセになってしまっている人も、口には鼻のようなフィルター機能がありませんから、雑菌や細菌をダイレクトに口から吸い込んでしまうことになります。当然、細菌量は多くなります。

このように、口のなかは決してキレイな場所ではないということをご理解いただけたでしょうか。もともと細菌が多い場所だからこそ、プラーク（バイオフィルム）の管理がより大事になってくるわけです。

■歯周ポケットの恐るべき潰瘍の総面積

歯周病が悪化すると、最後には歯が抜け落ちてしまう。よく嚙める歯を失うことは健康寿命にも直結する問題ですが、歯周病の怖さはそれだけで終わらないところです。**一見、歯とは何の関係もなさそうな病気が、歯周病が原因で発症、あるいは進行する。あるいは、何かしらの因果関係があると考えられている。そういう病気が現在、一〇〇種類以上にのぼると言われている**のです。

これが科学的に解明されるようになってきたのは近年のことですが、歯周病菌がさまざまな病気と関連性があることは、医師の多くは患者を診るなかで経験則から感じていました。それは、古代ギリシャのヒポクラテスの時代までさかのぼります。

ヒポクラテスは「歯を抜くと、関節炎がよくなる」と書き残しています。この関節炎は、現在でいう関節リウマチのことです。

明治・大正時代の医師たちもまた、「原因不明の病は、口を疑え」という認識をもっていたといいます。そして、現代のアレルギー疾患が専門の医師たちも、患者を診察するなかで「口の汚れは万病のもと」であると感じていた――。

こうしたことが医学の進歩によって、少しずつ証明されるようになってきたのです。

では、なぜ歯周病は、歯とはまったく関係がなさそうな全身の病気の引き金になるのでしょうか。

私たちの口のなかには、もともと細菌から身を守るバリア機能が備わっています。

それは、何度もお話ししている通り、口のなかは膨大な数の細菌の巣窟だからです。その細菌が口から勝手に身体の内部へ侵入してしまうと、全身でさまざまな不具合が起こります。そうならないように、健康な人の口のなかは唾液によって菌を殺す自浄作用がはたらき、免疫細胞の機能もあり、さらに歯と歯ぐきがバリアとなって身体のなかがガードされるようにつくられているのです。

このすこやかな口腔環境を破壊する〝歯《ハ》壊者《カイシャ》〟となるのが、歯周病菌です。

大阪大学歯学部附属病院の私の外来には、「疲れが溜まると、歯ぐきが腫れて困るんです」という患者さんがときどき相談に来られます。まさにこれは、口のなかの免疫バリアが歯周病菌を抑えられなくなったことを知らせるサインなのです。

口のなかが汚れていると、プラーク（バイオフィルム）ができはじめますね。歯周病菌が歯ぐきに炎症を起こし、歯周ポケットの内側にびらんした炎症（潰瘍）を作ります。それによって毛細血管が露わになって出血が起きると、歯周病菌はその血液を栄養にして活発に動き始めます。第2章でこれがマイクロバイアルシフトであることをお話ししましたが、これが免疫バリアの崩壊でもあるのです。

歯周病菌の好物は、タンパク質と鉄分でしたね。歯ぐきにはタンパク質があり、血液にはどちらも豊富に含まれていますから、毛細血管から入り込んだ歯周病菌は、好物をエネルギーにして血流に乗り、全身どこへでも行けるようになってしまうのです。さきほどの歯ぐきが腫れた患者さんは、まさにこの状態にあるわけです。

たとえば、**永久歯28本すべてに5㎜の歯周ポケットができて出血を起こしているとしたら、歯周ポケットの内側にできた潰瘍の総面積は72㎠にもなるのです。**

普通は9×8㎝角にもなる大きな傷ができていたら、すぐに手当をしますよね。歯ぐきから血が出るのに歯周病の治療をしていないという人は、そんな大きな傷に相当する炎症が口のなかで起きているというのに、何の手当てもされないままずっと放置していることになるわけです。しかも、この傷口には、さらに傷を広げるプラークが二四時間寄り添っています。こうしている間にも歯周病菌は毛細血管から血流に乗って、自由に全身を回り続けているのです。

重度の歯周病は認知症を引き起こします

この歯周病菌が全身をめぐる免疫バリアの崩壊で、いま一番ホットな話題が「認知症」です。

二〇一九年に米国の研究チームが発表した論文は、世界に大きな衝撃を与えました。

「アルツハイマー型認知症は、歯周病菌（ジンジバリス菌）が分泌するタンパク質分解酵素（ジンジパイン）が脳内に侵入し、脳の神経細胞を変化させることで発症する」というデータを報告したのです。

掲載誌は、米国の『サイエンス・アドヴァンシズ』という一流ジャーナル。歯周病と認知症の関係はこれまでも指摘されていましたが、この論文によって**歯周病菌が認知症に関係している可能性はさらに高まった**と言われています。

ただし、大量のジンジバリス菌の酵素が脳まで飛んでいくのは、重度の歯周病に限ったことと考えられます。

すべてのアルツハイマー型認知症の発症に歯周病菌が関係しているとは考えづらいと思いますが、今後の研究に期待がもてることは確かでしょう。この論文ではさらに新薬（ジンジパイン阻害剤）でアルツハイマー型認知症が治療できる可能性についても触れられていたからです。

ほかにも歯周病との関連性が疑われる病気には、潰瘍性大腸炎や大腸がん、食道がんなどもあり、国内外でさかんに研究が進んでいます。ただし、これらに関しては、現段階ではあくまでも一説であり、「その可能性がある」という域に留まるものです。

ここでは、すでに感染のメカニズムまで科学的に明らかになっていることから、順にお話ししていきたいと思います。

■歯周病菌は血液を通して全身をめぐる

歯周病が歯とは関係のない全身の重大な病気となぜ関連があるのか。世界中で多くの論文が発表され、すでに報告されている科学的メカニズムが次の三つです。

①菌血症　②慢性炎症　③腸内細菌叢の変化

一つめの菌血症は、あまり聞き慣れない言葉かもしれませんが、重要なことなのでぜひ知っていただきたいと思います。

菌血症は病名ではなく、その状態を示す言葉です。菌が血液中に入ること。ただそこにいるという状態を指します。

似たような言葉に「敗血症」がありますが、これは血液中で細菌が増殖するようになった状態にあります。増殖をはじめた菌が全身で強い炎症を起こすと、死に至ることも多いという怖さがあります。

菌血症は、この敗血症のように細菌は増殖はしません。それなら、それほど心配はないのでは？　と疑問に思った方もいらっしゃるでしょう。実際、医療現場でも長い間そう考えられていました。

たとえば、日本赤十字社のホームページにはこう書かれています。

「出血を伴う歯科治療（歯石除去を含む）に関しては、抜歯等により口腔内常在菌が血中に移行し、菌血症になる可能性があるため、治療後3日間は献血をご遠慮いただいています」

歯石の除去や歯の治療をすると、一時的に菌血症になることがあるので、一定の期間は献血を控えてくださいというお願いです。

抜歯をすると菌血症が起こるのは、ほぼ一〇〇％間違いないのですが、それが起きる時間は抜歯から三〇分後がピーク。一時間後には血中の細菌量が二割弱になるという報告があり、病院では「それほど問題視する必要はない」と判断されているのです。

しかし、敗血症を起こした人の多くに、この菌血症が見られること。さらに、**歯周病菌が細胞の表面や血管の壁にくっつきやすい悪玉菌であることから、さまざまな病気の発症原因になっている**ことが少しずつ明らかになってきました。

そのため、医療現場での菌血症に対する受け止め方は変化しつつあります。

たとえば、心臓弁膜症などの心臓病の患者さんが歯科で歯石の除去を行うときは、必ずあらかじめ抗生物質を飲んでもらうようにしています。なぜかというと、歯石を除去することで起きる菌血症が原因で、心臓に別の感染症を起こしやすいことを、われわれ歯科医も心臓専門の医師たちも、すでにわかっているからです。

歯周病菌の細胞への吸着力はとても強いものです。菌血症が起きて歯周病菌が血流に乗って心臓に届くと、弁や心内膜にくっつきます。くっついた先で歯周病菌が増殖をはじめることで起こるのが、「血管が狭くなる」ことや「感染性心内膜炎」です。

第１章で、抗生物質は歯周病菌に効果がないというお話をしたばかりなので、この対処法について疑問に思われた方のために補足しておきたいと思います。

口のなかのプラークは、膜をつくって集団化した細菌のかたまりです。その膜がバリアの役割をするために、抗生物質が歯周病菌まで直《じか》に届きにくい。それで、口のなかの歯周病菌には、あまり効果がないという結果になることが多いのです。

しかし、抗生物質は抗菌剤ですから、血液中に単体でいる菌にはよく効きます。この場合は、単体で飛んでくる血液中の歯周病菌がターゲットですから、効果があるわけです。

これは私たちが大阪の総合病院の心臓血管外科の協力を得て、心臓の弁置換術を受けた人の心臓の組織に歯周病菌がいるかどうかを調べた結果です。

ジンジバリス菌が検出されたのは、六八例中、三七例。

つまり、心臓の弁置換術を受けた人の五四％で、日常的な菌血症が引き金となって実際

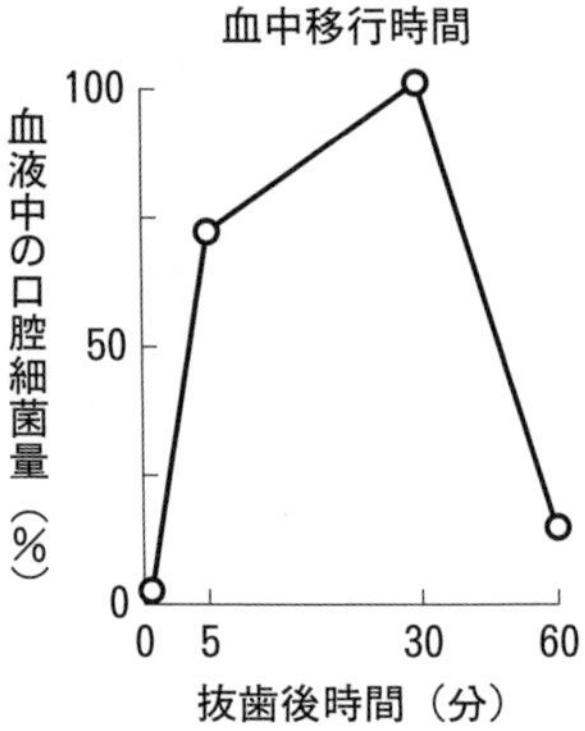

血中移行頻度

簡単な歯みがき	40〜60%
丁寧な歯みがき	50〜70%
簡単な歯石除去	40〜70%
出血を伴う歯石除去	90〜100%
抜歯	100%

Messini *et al.*, J Clin Periodontol, 1999 他

図 7.　歯周病菌の血中移行

に血管障害が起きていた可能性が確認できたのです。

菌血症が起きる頻度は、歯周病の重症度にもよって違いますが、図7のデータはひとつの目安を示しています。つまり、

簡単な歯みがき　四〇〜六〇％
丁寧な歯みがき　五〇〜七〇％
簡単な歯石除去　四〇〜七〇％
出血を伴う歯石除去　九〇〜一〇〇％
抜歯　一〇〇％

となります。これは、歯周病が進行すると、歯みがきをするたびに菌血症が起きているということです。丁寧に歯をみがけばみがくほど菌血症が起きる。歯周病が重度になれば、食事を

するだけで歯ぐきから出血し、菌血症が起きている可能性があるということです。

また、歯石を除去することで起きる菌血症は、健康な人であれば「一時間程度でおさまる」という見方が、これまでの常識でしたが、これも、実際は歯周病菌がマクロファージによって食べ尽くされて血液中から消えているのではなく、歯周病菌のなかには生き延びるために血液のなかから血管の細胞へ入り込んでいるものがいるという事実も明らかになってきています。

歯周病菌が口のなかに多くいることが、いかに身体に良くないことなのか。今後、菌血症とさまざまな病気との関係は、さらに科学的な解明が進んでいくはずです。

■全身の病気を引き起こすのは歯周病の炎症性物質

歯周病が歯とは関係のない全身の重大な病気となぜ関連があるのか。

二つ目の理由は、歯周病菌が炎症を促す物質**「炎症性サイトカイン」**を誘導しているからです。

歯周病は歯ぐきの炎症からはじまります。このとき、歯ぐきのなかではこの炎症性サイトカインがつくられています。歯周ポケットの炎症が悪化すると、この炎症性サイトカイ

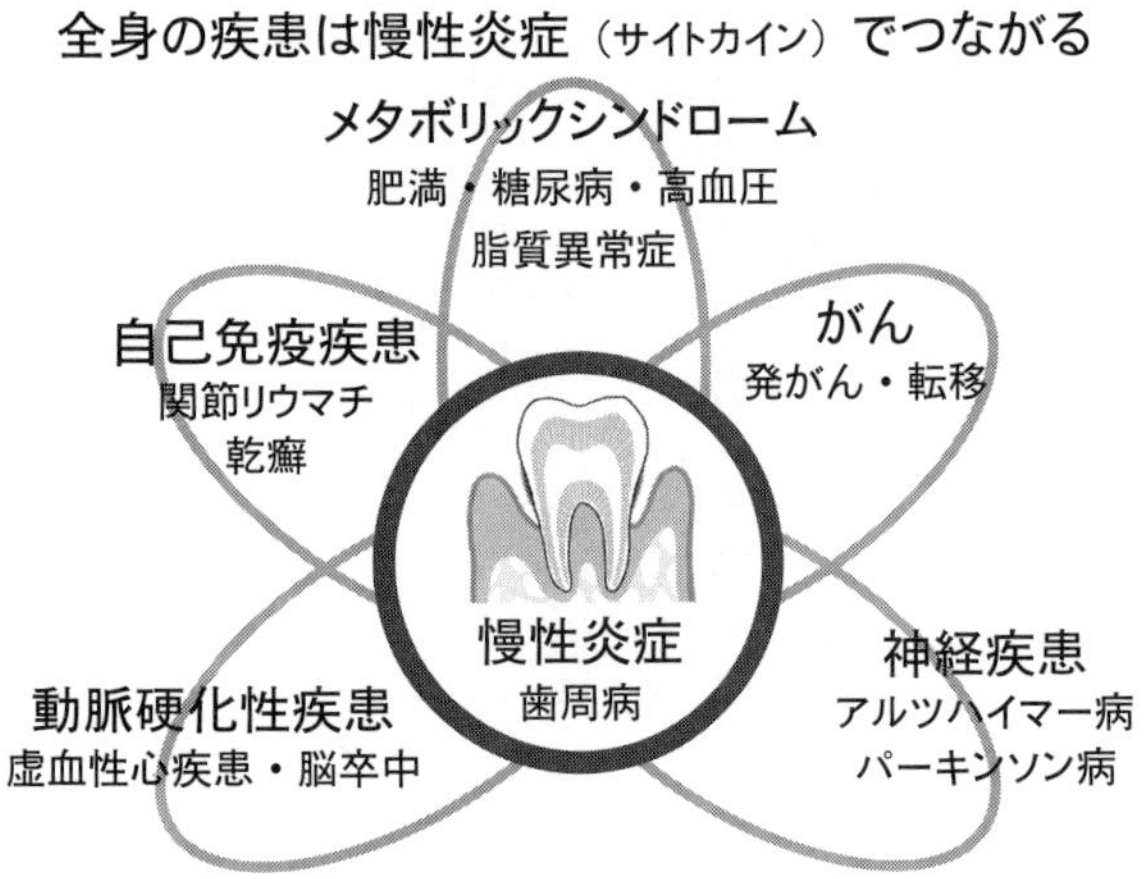

図8. 炎症性サイトカイン

ンは血流に乗って全身に運ばれていきます。

　つまり、**歯周病になって出血が起きると、全身をめぐるのは歯周病菌だけでなく、炎症性物質も一緒に血流に乗って運ばれている**ということなのです。

　本来、炎症は身体を守るための免疫反応です。しかし過剰な免疫反応は私たちの身体に害をもたらします。

　たとえば、炎症を身体のなかの火事とすると、その火の手を強めるのが炎症性サイトカインです。身体のあちこちでブスブスとボヤが起こっている所に、ガソリンをかけて回るため、火はパッと燃え広がる。歯周病が進行した人の身体のなかでは、これが二四時間、身体のあちこちで続いていることになるわけです。

つまり、歯周病菌が誘導する炎症性サイトカインが全身の慢性疾患を悪化させるのです。

ジンジバリス菌が活発な口のなかは、マイクロバイアルシフトによってプラークも変化し、分厚く強化されています。表面はベタベタとしたバリアのような膜で覆われていますから、免疫の攻撃を受けてもわずかなダメージしか受けません。逆に、このプラークのなかの歯周病菌は、毒素を詰めたミサイルで攻撃を仕掛けてくるため、歯ぐきの免疫反応は増強され、炎症はますますひどくなります。それが口のなかのあちこちで起きているわけです。

免疫が増強されてたくさんのサイトカインがつくられますが、プラークに対してはあまり効果を発揮しない。一方で、炎症性サイトカインは全身をめぐり、身体中のボヤの炎症をパッと燃えあがらせます。

つまり、免疫が活発になるということは、炎症が進むということになるのです。

たとえば、風邪を引いて熱が出るのは、体の免疫が活性化してウイルスと戦っている証拠です。虫に刺されて赤く腫れてくるのも、免疫が機能していることを意味します。

ですから、炎症は、免疫反応そのものなのです。

免疫が発動されたことで、歯ぐきにはさらに激しい炎症が起き、腫れて壊れていきます。大量の炎症性サイトカインが全身に運ばれ、それに刺激された免疫が、さまざまな臓器でさらに活発な炎症反応を起こすことによって、心筋梗塞や糖尿病、関節リウマチなど、「炎症性の慢性疾患」といわれる病気が発症してしまうのです（図8）。

新型コロナウイルスに感染した人が重症化するのも、同じメカニズムです。基礎疾患があると重症化しやすいのは、基礎疾患による炎症がつくり出したサイトカインとコロナに感染したことでつくり出されるサイトカインが嵐のような免疫反応を起こすためです。この免疫暴走をサイトカインストームと言います。

■腸内細菌叢の変化

三つ目の理由は、新潟大学の山崎和久教授が歯周病と全身疾患を関連づける新たなメカニズムとして、世界ではじめて提唱した説です。ジンジバリス菌をマウスの口から大量に投与し、腸内に到達させたところ、腸内細菌叢が変化しました。その結果、腸のバリア機能が低下し、様々な臓器に炎症が起きました。ヒトではまだ検証されていませんが、十分に可能性がある説だと思います。

歯周病菌はいろんな病気に関係しています

①心筋梗塞・脳卒中

二〇一一年に台湾の研究チームから「歯石を除去すると、心臓病や脳梗塞のリスクが下がる」というデータが発表され、大きな注目を集めました。

それまで、「歯周病の人は心臓病に罹《かか》っていることが多い」という傾向はあっても、歯周病の治療をして心臓病のリスクが下がるという因果関係までは示されていなかったからです。

「一度でも歯石を除去した人は、一度も除去していない人に比べて心筋梗塞のリスクが二四％減少し、脳卒中のリスクは一三％減少する。定期的に歯石を除去することで、どちらのリスクも半分に下がる」

これは、台湾で一〇万人以上を対象に、平均で七年間にわたって追跡調査を行った大規模データ解析の結果で、その信憑性は高いものです。これにより、動脈硬化のメカニズムや、高血圧と歯周病の関係などについてもさらに研究が進むこととなりました。

②動脈硬化

心筋梗塞や脳卒中、高血圧など、すべての元凶となるのが動脈硬化です。

血管が硬くなり、血液の流れが悪くなる症状を指します。以前は、老化が原因といわれていましたが、実際に身体のなかで起きているのは「血管の炎症」です。

ＴＮＦ－α《アルファ》という炎症物質が、血液のなかに多く流れるようになると、血管が硬くなります。この炎症が起こらなければ、血管は本来の軟らかいままなのです。

そして、この血管の炎症を誘発する原因が、歯周病菌のジンジバリス菌であることもすでに明らかになっています。

血液中にいるジンジバリス菌は、血管の内側に悪玉コレステロールの脂肪のかたまり（アテローム）をつくり、血管の通り道をせまくするように促すだけでなく、さらに血管そのものにも作用して内径が小さくなるように仕向けることで、次々と血管に炎症を起こしているのです。

つまり、**口のなかにジンジバリス菌がいる人は、歯周病を治療しない限り、動脈硬化が進みやすい**ということなのです。

③肥満・メタボリックシンドローム

歯周病は「メタボリックドミノ」にもかかわっています。

生活習慣病が次々と連鎖的に起こっては悪化し、メタボリックシンドローム（メタボ）がドミノ倒しのように進行することで、最終的に心筋梗塞や脳卒中など命に関わる病気が引き起こされる状態をいいます。

内臓脂肪型の肥満の人が、高血圧、脂質異常症、高血糖のいずれか二つ以上を併せもった状態がメタボです。

動脈硬化の入口にある肥満から、↓糖尿病↓動脈硬化↓心筋梗塞・脳卒中と、ドミノ倒しのように進んでいくなかで、次の病気を発症するあと押しをしているのが歯周病なのです（次頁、図9）。

このメタボリックドミノの連鎖を止めるには、入口にある肥満の改善と、着火剤のよう

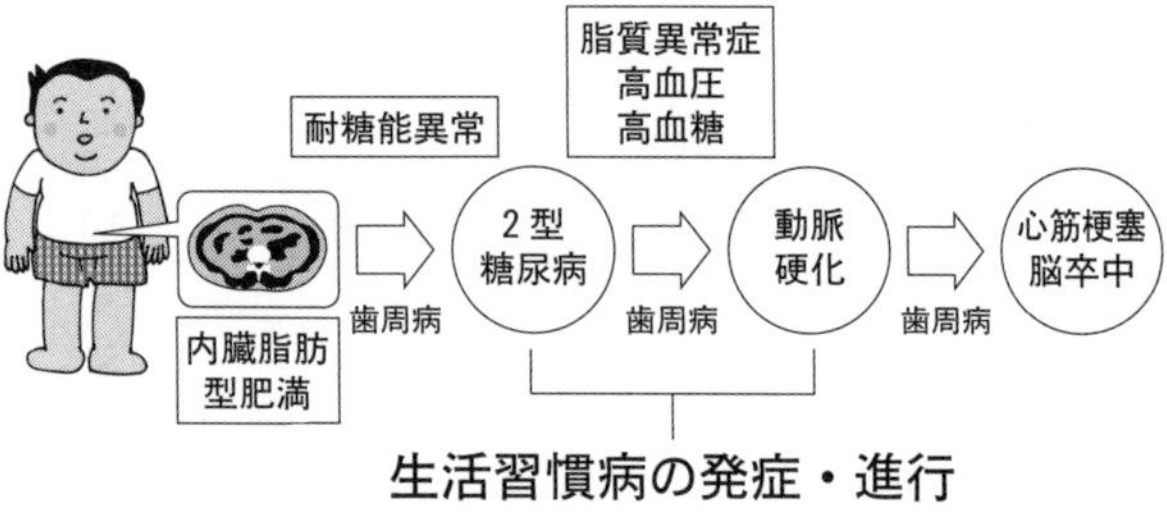

図9. 歯周病とメタボリックドミノとの密接な関係

な役割をしている歯周病の治療に尽きます。これしかありません。

肥満は動脈硬化の一因ですから、じつは肥満も炎症です。つまり、肥満の人は、内臓でも血管でも、全身のいたるところで炎症が起こっている状態にあるということです。

だから過度に太ることは危険なのです。

一般的には、「六〇歳をすぎたら、小太りのほうが長生きする」と言われていますが、細胞レベルで見れば、長生きをしたい人は肥満を避けるに越したことはありません。

たとえば、力士に短命が多いのも、肥満によって全身に起きるこの炎症が関係しています。新型コロナウイルスに弱いのも、炎症性のサイトカインストームが起きやすいからです。

脂肪が多ければ多いほど、がんや糖尿病、動脈硬化など、命に関わるあらゆる病気を引き寄せ、それを進行させてしまうことになります。そこに着火剤となる歯周病があれば、一気

に燃え盛ってしまうことになるわけです。

ですから、歯ぐきで炎症が起きている人は、一刻も早くこれを止める必要があるのです。

④糖尿病

糖尿病が進んでいる人は歯周病になりやすく、歯周病が進んでいる人には糖尿病の人が多い。この二つの病気は、以前から因果関係があるのではないかと考えられていました。そのすべてが解明されたわけではありませんが、いくつかは科学的に明らかになっています。

まず、糖尿病について簡単に触れておきたいと思います。

糖尿病は、インスリンがうまくはたらかなくなる、あるいは出なくなることで血糖値が上がってしまう病気です。普通は、食事をすると血液中に糖分が流れていきますが、膵臓から出るインスリンによって、その糖分が流れていく先々の細胞で取り込まれるため、血液中の血糖値は自然に下がります。

ところが、糖尿病になると、このインスリンがうまく機能しなくなり、食後も血液中に糖分が流れたままになります。高血糖が続く状態が全身に悪さをするのです。

この血糖コントロールに関わるヘモグロビンＡ１ｃ《エーワンシー》に影響を与えているのが、レッドコンプレックスの一つであるジンジバリス菌です。口のなかにこの歯周病菌がいると、ヘモグロビンＡ１ｃの数値が上がりやすいことがすでにわかっています。

ですから、日本糖尿病学会の最新の診療ガイドラインには「２型糖尿病では歯周治療により血糖が改善する可能性があり、推奨される」と明記されています。

糖尿病の外来では、まず患者さんに歯周病があるかどうかを確認し、歯周病の可能性が高い場合は歯科につなぐ。これが推奨グレードＡという最高ランクの診療方針に定められています。

そのため私の病院でも、糖尿病専門の医師から紹介されて歯周病の治療をするケースがふえています。

実際に歯周病の治療が進むと、その患者さんの糖尿病にも効果が見られ、「糖尿病のクスリが一つ減る」というケースも多いと聞きます。

つまり、**糖尿病の悪化が歯周病を進行させ、悪化した歯周病が糖尿病を進行させるという相関関係は間違いなくある**ということなのです。

歯科医だけでなく、糖尿病の専門医の間でも、二つの病気は密接な関係があるという理解が進み、医科歯科連携によって総合的に糖尿病の治療が行われる時代になっています。

⑤早産・異常出産

歯周病は、早産のリスクファクターの第二位。母親の喫煙習慣の次に高い危険因子になっています。四〇歳以上の高齢出産も、よく危険因子として挙げられますが、歯周病のリスクのほうが高いのです。

米国では、**歯周病の人は、歯周病菌がいない人に比べて、早産や低体重児出産のリスクが七倍も高い**というデータが出ています。しかも母親は二〇～三〇代が中心のため、歯肉炎という初期の軽い歯周病です。

では、なぜ歯周病と早産が関係するのでしょうか。

その理由は、まだ諸説ありますが、胎児が育っている子宮のなかに、歯周病菌（ジンジバリス菌）がいる可能性が指摘されています。

女性には生理があり、月に一度、血液と一緒に子宮の内膜が剥がれ落ち、身体の外へ排出されています。これが妊娠するまで毎月くり返されているわけです。それでも、子宮のなかに歯周病菌がいるのは、一体なぜなのか。

これが、先ほどお話しした菌血症が起きているということなのです。一日三回食事をしたり、歯をみがいたりするたびに、歯ぐきから歯周病菌が血流に乗って全身をめぐり、子宮にも定期便のように届いています。それが早期の歯肉炎でも起きているということなのです。とくに妊娠中は女性ホルモンの分泌が盛んになり、ある種の歯周病菌が増殖しやすくなることなどから歯肉炎が起きやすくなります。これを妊娠性歯肉炎といいます。

子宮のなかに棲み着いた歯周病菌が増殖をはじめると、歯周病菌に入り込まれた胎盤細胞はやがて正常に機能しなくなります。この胎盤細胞の細胞死が、早産という結果につながってしまうと考えられるのです。

これを防ぐためにも、妊娠する前に口のなかをキレイにしておくことが重要なのです。

そのため、最近は妊婦健診で歯ぐきの検査を行うようになっています。そこで歯周病が見つかった場合は、歯科で歯みがきの指導を受け、歯石の除去などの口腔ケアもしてもらうように説明されています。ですから、私たち歯科医も「**できれば妊娠する前に歯科検診を受け、口のなかをキレイにしてから妊活を**」という地道な啓蒙活動を続けています。

しかし、実際は〝さずかり婚〟がふえ、

「赤ちゃんが生まれるから、口のなかをキレイにしに来ました」

という妊婦さんのほうが目立ちます。それでは遅いのです。これが早産や異常出産のリスクを上げている一因なのです。

そしてもうひとつ、妊婦が歯周病でなくても、早産のリスクが高くなるのが、パートナーが歯周病であるケースです。

もともと膣のなかは非常に清潔で、酸性が保たれています。膣にいる善玉菌の自浄作用がはたらいているからです。

ところが、この膣内に悪玉菌が異常繁殖を起こし、アルカリ性に傾いている場合があります。この原因が、パートナーの唾液ではないかと考えられています。

つまり、**恋人や夫が歯周病菌をもっていたら、ジンジバリス菌が膣の自浄作用を突破して、羊水の中へ入ってしまう可能性がある**ということです。その結果、子宮が早期に収縮を起こし、流産もしくは早産となってしまう。なかには、胎児が羊水の中で歯周病菌に感染しているケースも見つかっています。

これに関しては、有力視されている一説の域にあるものですが、赤ちゃんが無事に、健康に生まれてくるために、妊娠前に夫婦揃って口腔チェックを受ける。これが令和の常識になってほしいと願っています。

⑥誤嚥性肺炎

食べ物や飲み物があやまって気管に入ってしまうことを誤嚥といいますが、ゴホゴホッとむせることで肺炎が起きるわけではありません。飲み込んだ食べ物には唾液がたっぷりついています。誤嚥したときに肺のなかに唾液中の細菌が入ることで、肺に炎症が起こる。それが誤嚥性肺炎です。

この原因菌のひとつが、歯周病菌であることがわかっています。たとえば、喋っているときに突然唾液が気管に入って咳き込んだり、普通に唾を飲み込んだつもりが気管へ入ってしまったり。こうしたときにも誤嚥は起こります。これは誰にでもあることで、誤嚥をしてもゴホン、ゴホンと咳き込むことができれば、しっかり吐き出せているので問題はありません。

ところが、**六〇歳を過ぎるころから、本人に自覚がないまま気管支のなかに唾液が入っ**

ていくようになりはじめます。それは寝ている間も起こるようになります。

ですから、**唾液と一緒に汚い菌が肺に入ってしまうと、誤嚥性肺炎のリスクは大きく上がります。肺炎は命にかかわる怖い病気です**（肺炎は日本人の死因の第五位。誤嚥性肺炎は第六位）。だから、口のなかはいつもキレイにしておくことが大切なのです。

次に挙げるのは、全国一一カ所の特別養護老人ホームで、二年間にわたり、のべ七日以上の発熱、肺炎による入院状況を調べたデータです。口腔ケアの有無によって、大きな差があることが明らかになりました。

口腔ケアあり　発熱一五％、肺炎発症一一％、肺炎死七％
口腔ケアなし　発熱二九％、肺炎発症一九％、肺炎死一六％
※「あり」：看護師、介護士による毎食後の歯みがきとポビドンヨードうがい、週一回の歯科医師か歯科衛生士による口腔ケア
「なし」：従来通りの口腔ケア

口腔ケアを受けていない人は、受けている人よりも、風邪を引きやすく、肺炎にもなりやすい。肺炎が悪化して、死に至るケースも多い。

これは、口のなかが汚いことが原因で命を落としている人がいるということを示しています。

とくに要介護5で寝たきりの高齢者は、まったく歯もみがいてもらえていない、入れ歯も洗ってもらえていない、舌も汚れて真っ白という人が少なくありません。

気管を切開して呼吸をしている高齢者は、喉に挿入されているチューブ（気管カニューレ）の細菌を調べてみると、口のなかにいる歯周病菌と同じ菌が検出されます。その菌が気管を通って確実に肺に届いているわけです。歯みがきをしない口のなかは、それくらい悪玉菌の温床なのです。

⑦関節リウマチ

関節リウマチは、免疫が自分の身体を攻撃するようになることで起きる自己免疫疾患です。手や足の関節が腫れて変形してくるため、強い痛みを伴います。これは免疫細胞が、自分の身体の細胞と認識できなくなり、敵とみなして攻撃することで起きる激しい炎症ですが、ある段階まで進行すると、ピタリと炎症が治まり、潮が引くように痛みも引いていきます。

なぜ関節リウマチは起こるのか。原因は長らく不明のままで、科学的に解明されたのは、二〇〇三年のことでした。

私たちの身体は、タンパク質であるアミノ酸でつくられています。そのなかの「アルギニン」というアミノ酸を「シトルリン」という別の物質に変えてしまう酵素が存在することがわかったのです。この酵素によって、アルギニンがシトルリンに変わると、免疫細胞はシトルリンのことを敵とみなし、総攻撃を仕掛けるようになる。これが、関節リウマチの発症メカニズムだったのです。

しかし、一つだけ残った謎がありました。その酵素は、どうして急にアルギニンをシトルリンに変えはじめたのか。それを解くカギを握っていたのが、歯周病だったのです。

あるとき、リウマチ患者の関節膜の髄液からジンジバリス菌が発見されたことで、謎の解明が一気に進みました。

この酵素は、人間の身体にわずかに存在するものですが、むやみにアルギニンをシトルリンに変えたりはしません。何百種類もある口の細菌のなかで、唯一この酵素をもっていたのが、ジンジバリス菌だったのです。

つまり、ジンジバリス菌がこの酵素で過剰に関節のタンパク質を別の構造に変えてしまうことで、自分の細胞を敵とみなす免疫の誤作動が起こり、関節リウマチが発症していたわけです。

ですから、関節リウマチの疑いがある場合は、一度、歯科で歯周病の検査を受けることをお勧めします。**もし歯周病菌によって起きた関節リウマチなら、歯周病を治療することで、関節の炎症が治まる可能性があるのです。**

ちなみに、近年では歯周病が原因で起きる関節リウマチのほかに、もともとこの酵素を多くもつ人もいることがわかり、この酵素自体が発症に関わっている別のタイプの関節リウマチもあるのではないかという検証が進められています。

⑧骨粗しょう症

加齢と共に骨密度が低くなっていく骨粗しょう症も、歯周病との関係性が深い病気です。

歯周病の人は、骨粗しょう症の進行も促されることが報告されています。

なぜかというと、歯周病菌が引き起こす炎症性サイトカインが、口から血流に乗って全身をめぐり、身体中の骨で炎症を起こしてしまうからです。つまり、**歯ぐきの骨を瘦せさせる歯周病の作用が、全身の骨にまでおよんでしまう**ということです。

そこで注意すべきポイントが二つあります。

一つ目は、背骨の骨折です。年を取るにつれて「背が縮んだ」という実感をもつ方は多いと思います。しかし、骨粗しょう症も、歯周病もある場合は、「年のせい」とは限らない可能性が高いということです。

骨粗しょう症が進行してもろくなるのは、手足の骨だけではありません。身体の中心を通っている背骨も例外ではなく、同じように骨折が起きやすくなります。

ただし、手足の骨折と大きく違うのは、背骨は上下に押しつぶされるような圧迫骨折になることです。しかも、圧迫骨折でつぶれた背骨の上下もドミノ倒しのように折れやすくなることもわかっています。背骨の骨折は自分では気づきにくいため、そうやって骨がつぶれた分だけ年のせいで背が縮んだと思ってしまうことが少なくないのです。

とくに骨粗しょう症は、自分で気づいていない人が多いため、「年のせい」で片付けられている可能性が高いのです。歯周病もまた気づかないまま放置している人が多い病気なので、両方かかっていれば、骨粗しょう症の進行はさらに加速されることになります。

骨粗しょう症は女性に多い病気ですが、これは女性に限った問題ではありません。六〇歳を過ぎると、男性もかかる人がふえてきます。しかも糖尿病があると、より発症しやすいこともわかっています。

ですから、**若いころよりも4㎝以上身長が低くなったという場合は、この二つの病気の可能性がないかどうか疑ってください。**

二つ目は、股関節の骨（大腿骨）の骨折です。

六〇歳を過ぎると、誰でもつまずいて転びやすくなりますが、なかでも気をつけなければならないのが、この大腿骨の骨折なのです。高齢者に一番多い骨折で、転倒から骨折して、寝たきりになるケースが少なくありません。

元気に長生きしたい人にとって、この寝たきりこそが絶対に避けなければならないことで、そのコースに入ってしまいやすい大腿骨の骨折は、命に関わる危険なケガなのです。

大腿骨の骨折以後の生存確率は、「三年で七五％」とか「五年で五〇％」などというショッキングな統計データが出ているのをご存じでしょうか。

ですから、骨折を起こしやすくなる骨粗しょう症を悪化させないためにも、まず歯ぐきを守ってください。歯周病にならないこと、あるいは歯周病を放置しないことが、あらゆる病気から身を守ることにつながります。

【第4章】口が臭い原因も歯周病

歯周病は強烈な悪臭を放ちます

日本人は潔癖、清潔好きが多い割に、口臭には無頓着。

そんなちょっと恥ずかしい結果が出たのが、東京オリンピックを前に行われたアンケート調査です。在日外国人を対象に行われたもので、テーマは「日本人のお口のニオイ」。これに対して、じつに七割にのぼる在日外国人が、「日本人の口のニオイにガッカリしたことがある」、そして四割の人たちが「東京五輪に向けて、日本人は口臭を改善すべきだ」と回答したのです。

つまり、アンケートに協力してくれた在日外国人の多くが、私たち日本人と会話をするたびに、口から放たれる悪臭に思わず顔をしかめたくなるのをグッと堪《こら》えていた経験があるということです。

近年さまざまなハラスメントが叫ばれるようになりましたが、彼らからすれば、もはや立派な**スメルハラスメント**だったわけです。ハラスメントとは、相手を不快にさせる嫌がらせのこと。この調査結果は、日本人の口臭に対する意識の低さが如実に表れたものでした。

では、なぜ日本人は諸外国の人たちからこうした指摘を受けるほど口臭がキツイのでしょうか。じつは、この問題の根底にあるのも、歯周病なのです。**口の汚れが原因で悪化する歯周病は、未治療のままだと強烈な悪臭を放ちます。**日本では国民全体の八割近い人が歯周病と推定されるにもかかわらず、未治療の人のほうが圧倒的に多い。こうした現状が、**本人は無自覚のまま悪臭をまき散らすという、スメルハラスメントを生み出してしまっている**ということです。

このアンケート調査が行われたのは二〇一五年ですが、とりまく状況は当時とほぼ変わっていません。これは周囲に対するマナーとしても、悪臭を放っている本人の身体のためにも、早急に対策が必要な問題です。

二〇二一年の東京オリンピック・パラリンピックでは、幸いなことにマスク着用が義務化されていました。日本人スタッフの「おもてなし」に感激して帰国していった外国人選手たちでしたが、平時のようにマスク不着用で開催されていたら、「ニホンジンの口のニオイだけはたまらん」と思われたかもしれませんね。

歯ブラシは一カ月を目安に交換しましょう

ニオイの問題はデリケートで、なかなか相手に指摘しづらいものです。日本人が口臭に無頓着なのは、海外よりはるかにオーラルケアの意識が低いことも一因となっています。ハグやチークキス（頬と頬をつけて自分でチュッと音を出す）が挨拶という国では、口臭を抑えるオーラルケアはエチケットとして当たり前という感覚で育ちます。

ところが、ハグなどを苦手とし、奥ゆかしさを美徳とする日本人は、長いこと口のニオイなど気にすることなく暮らしてきました。この文化の違いは歴然です。

大人になるまでこうして育まれた意識の違いは、さまざまな場面で表れます。たとえば、年間一人当たりの歯ブラシの交換本数。これはあるバラエティ番組で紹介されたデータですが、トップだったのはドイツ人で、年間20本。お隣の韓国でも年間8本交換するという結果だったのに対し、日本はわずか3・5本。ダントツの最下位だったのです。年間3・5本ということは、三〜四カ月は同じ歯ブラシを使っているという計算になります。全国の歯科では、「毛先が広がる前に、三週間から一カ月に一度は交換しましょう」と、患者さんへの啓蒙を地道に行っています。にもかかわらず、突きつけられた３・５本という結果に、私は呆然としながらも、ある記憶が甦りました。

かれこれ四〇年近く前のこと。私の在籍する大学病院の歯科では、沖縄の離島へ定期的に歯科診療に通っていました。その島には歯科が一軒もなく、私たちが年に一度、一カ月ほど滞在して歯の治療を行う以外に、島の人たちは歯科治療を受ける機会がないという生活です。一年越しで治療を待つしかなく、もしその間に歯が痛くなっても、ガマンするか船に乗って沖縄本島の歯科に通うしかない。それが当たり前の環境ですから、当然、虫歯になる人も、虫歯の本数も多い。そんな島の人たちの様子を見かねて、私はあるとき、次のような提案をしました。

「今晩、歯みがきの指導をしますから、みなさん歯ブラシをもって集まってください」

すると、多くの人が来てくれました。ところが、そこで驚きの実態が明らかになったのです。歯ブラシは一家に１本。そういう家庭が少なくありませんでした。

歯周病は感染症です。家族が１本の同じ歯ブラシを使って毎日歯をみがいているということは、歯周病の可能性が高いおじいちゃん、おばあちゃん、さらにお父さん、お母さんの口のなかの細菌が、その子どもたちにも移り、大人たちもまたお互いの口のなかの細菌を分かち合ってしまっている。これではとても口のなかの健康を守れるわけがないという状況が、彼らの日常になってしまっていたのです。

さすがに令和の時代に、家族で1本の歯ブラシを共用しているという家庭はないと思いますが、先ほどの年間3・5本の交換で日本が最下位という歯ブラシの調査結果を見る限り、オーラルケアに対する意識はまだまだ低いと言わざるを得ません。

歯ブラシにも歯周病菌がつきますから、定期的に交換することはとても大切です。またその歯周病菌がいるプラークをしっかり落とすためにも、歯ブラシの毛先がへたる前に、一カ月を目安に交換するという習慣を、ぜひみなさんにもつけていただきたいと思います。

よくビジネスホテルのアメニティの歯ブラシを使ったあとに持ち帰り、家でもしばらく使うという方がいますが、あれは一回使用のためにつくられた使い捨て歯ブラシです。歯を守るためにしっかりみがくという観点からはお勧めできません。

■口臭の原因は歯周病と舌の汚れ

日本では、口臭に無頓着な人が多い一方で、自分の口のニオイが気になって仕方がないという人も一定数いるのをご存じでしょうか。こうしたニーズから、以前から大学病院を中心に口臭の専門外来がつくられています。

私たちの大学病院でも、三〇年ほど前から予防歯科外来で「口臭外来」を開設しています。しかし、自分の口のニオイが気になって相談に来る患者さんが、すべて本当に強い口臭があるのかというと、決してそうではないのです。なかには検査で調べても、他人が気づくような口臭はないことも少なくありません。

そういう患者さんが口臭外来全体の約三割います。実際は口臭がないのに、自分ではひどい口臭があると思い込んでしまっていて、「最近、友達が冷たいのは、私の口臭がひどいからだ」「自分の口が臭いから、会社の人たちから避けられている」などと思い悩んでいる場合がほとんどです。

これは**「仮性口臭症」**といって、精神的な問題が原因のため、心療内科と連携した治療が必要になります。さらにこれよりも強迫観念が強い「口臭恐怖症」と診断がつく人も、この三割のなかに含まれます。

その一方で、残る約七割、六八％の人たちは、検査をした結果、実際に「口臭がある」と判定されています。次頁の図10をご覧ください。

このなかで**一番多い原因が、歯周病なのです。それが全体の四五％。次いで、舌の汚れ**

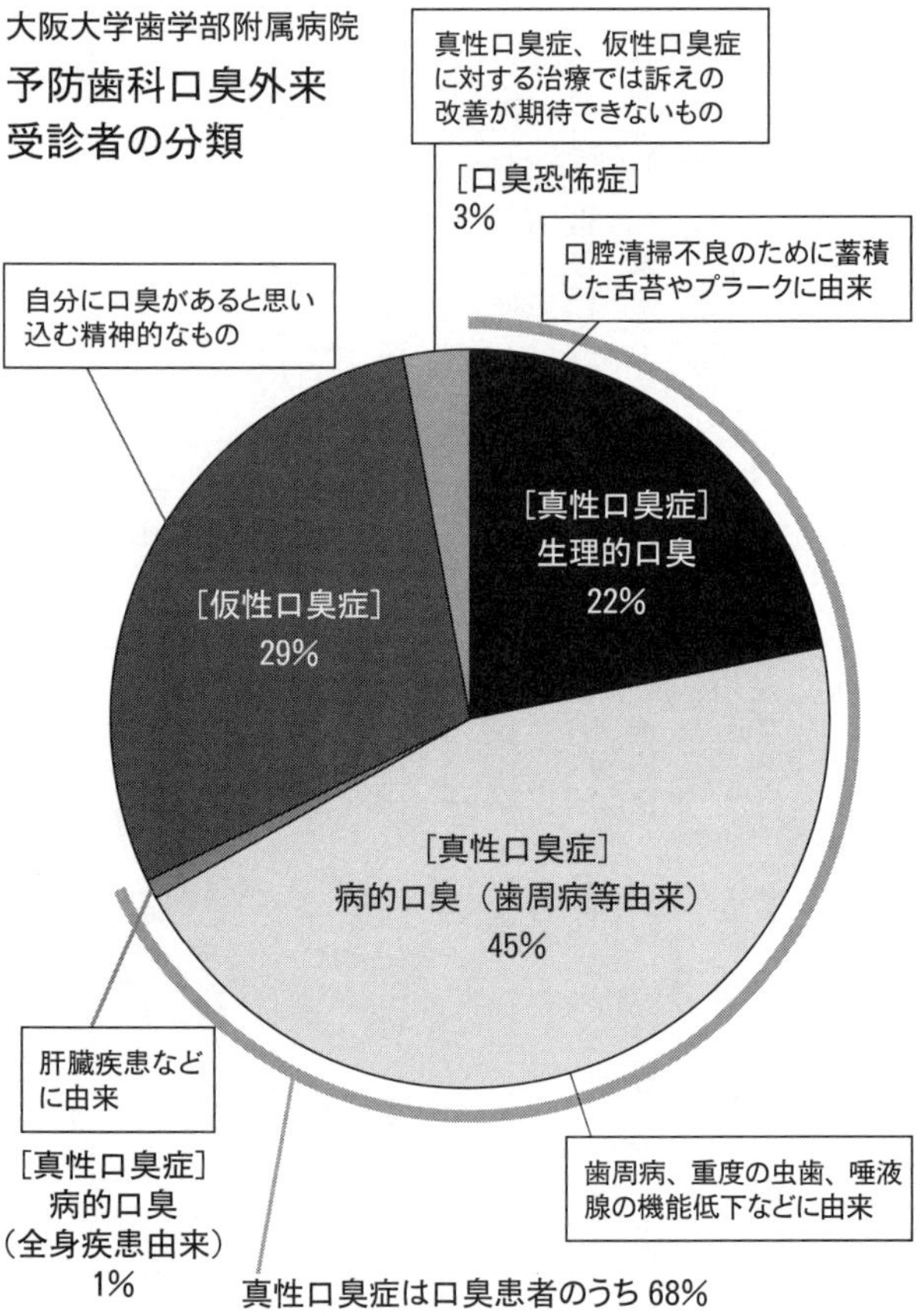
大阪大学歯学部附属病院
予防歯科口臭外来
受診者の分類
真性口臭症、仮性口臭症
に対する治療では訴えの
改善が期待できないもの
［口臭恐怖症］
3%
口腔清掃不良のために蓄積
した舌苔やプラークに由来
自分に口臭があると思い
込む精神的なもの
［真性口臭症］
生理的口臭
22%
［仮性口臭症］
29%
［真性口臭症］
病的口臭（歯周病等由来）
45%
肝臓疾患など
に由来
［真性口臭症］
病的口臭
（全身疾患由来）
1%
歯周病、重度の虫歯、唾液
腺の機能低下などに由来
真性口臭症は口臭患者のうち 68%

図 10. 口臭の内訳

コロナ禍が終息しない世界で
我々はどう生きるべきなのか?
判断する材料と考える道筋を
新たな知見とともに提示する。

新型コロナ、政治、経済、事件、文化、教育、科学、医療、スポーツ、芸能など、あらゆるジャンルを網羅した100の論点を最高の筆者が解説します。

養老孟司
我が国のコロナ対策にみる「失敗の本質」

斎藤幸平
気候危機時代のキーワードは“脱成長”

辻田真佐憲
キャンセルカルチャーは現代の人民裁判か

川島真
中国共産党が狙う台湾有事の本質

本郷恵子
安定的な皇位継承のために「長子優先」を

※内容は予定であり、変更する可能性があります。

2022年の論点100

〒102-8008　東京都千代田区紀尾井町3-23　文藝春秋
03-3265-1211（代表）　http://www.bunshun.co.jp

など口のなかの掃除が不十分なことで起きる口臭が、全体の二二％。口臭の原因は、大きくこの二つにわかれます。

どちらにせよ外来で診断がつけば、治療で口のなかのニオイを改善できるので、口臭があることがわかったからといって悩む必要はまったくありません。

問題はむしろ、本人が気づかないまま放置していることのほうなのです。歯周病が原因の場合は、放っておけばますます病気も口のニオイも悪化してしまうことになりかねません。もし、あなたが奥さんやお子さんから、「お父さん、口クサイ」と言われたとしても、腹を立てたり落ち込んだりせず、真っ先に歯科の予約を入れてください。むしろ、身体も口のニオイもよくなるチャンスです。

ちなみに、昔からよく「便秘だと口臭がキツイ」「胃が悪いと口がクサイ」などと言いますが、これはどちらも歯周病によるニオイに比べれば比較になりません。口臭のニオイ物質は、口のなかに棲む細菌が放出するもので、腸に便が停滞することで口臭が強まるということは考えられません。また、食道と胃の境目には、胃酸の逆流を防ぐ弁のような機能が存在します。食道は食べ物が通過しているとき以外は閉じていますから、胃のニオイが込み上げてくるのはゲップをしたときだけ。日常的に胃のなかのニオイが口から出ていることは、身体の構造上あり得ません。

■野菜の腐ったニオイで、しかも毒性がある

では、歯周病が放つ口臭とはどんなニオイなのか。このニオイの原因物質は、歯周病菌の酵素がつくり出しています。「メチルメルカプタン」といいますが、他の口臭の原因物質と大きく異なる点が一つあります。それは「毒性がある」ということです。

メチルメルカプタンの毒性は青酸ガスにも匹敵すると言われるほど強いもので、日本の法律（毒物及び劇物取締法）では毒物に指定されています。勝手に持ち歩いたら犯罪になるような毒ガスなのです。つまり、**歯周病の人は、そのような毒ガスまじりの悪臭を、四六時中、自分の口から無意識に出し続けている**ということなのです。諸外国の人たちから指摘されても無理はないと思いませんか。当然、体にいいはずもありません。

実際の口臭は、野菜が腐ったような強いニオイがします。自分がそんな口臭を放っていることも、歯周病であることにも気づいていない場合は、歯周病も口臭もそのまま放置されるわけです。そうなれば、自分の命も縮める、家族の健康も脅かす、人様にも悪臭で迷惑をかけるという負の連鎖が続きます。これが即刻、対処すべき問題であるという理由で

口臭の原因・実態

◆硫化水素：**卵が腐ったニオイ**
生理的口臭

◆メチルメルカプタン：**野菜が腐ったニオイ**
歯周病由来

◆ジメチルサルファイド：**生ゴミのニオイ**
全身疾患由来

図11．ニオイ物質

す。

では、残りのニオイ物質についても触れておきましょう。

舌が汚れていることで起きる口臭のニオイの原因物質は「硫化水素」です。これは腐った卵のようなニオイがします。硫黄温泉のニオイに近いものです。

そしてもう一つ、身体に重篤な病気を抱えていることで発する口臭というものもあります。その代表的な原因物質が「ジメチルサルファイド」です。これは肝臓などの慢性疾患があるとつくり出されるもので、生ゴミのようなニオイがします（図11）。

ほかにも、糖尿病の患者さんも独特の口臭があります。やや甘酸っぱいニオイで、アセトン臭と呼ばれるものです。このアセトン臭は、炭水化物抜きダイエットなど、偏《かたよ》った食生活を続けていることでも発生します。

もし、みなさんが自分の口臭が気になるという場合は、一度ご自身で息のニオイを確認してみることをお勧めします。やり方は簡単です。キッチン用の小さなビニール袋にフーッと思い切り息を吐いたら袋の口を閉じ、すぐにその袋のなかのニオイを嗅いでみてください。すぐに嗅ぐというのがポイントです。冬場であれば、吐いた息の生温かさを感じるくらいフレッシュな息でないと、自分の口臭はなかなか感じにくいものです。

これは、実際に私たちの外来で歯周病の患者さんに試してもらっている方法です。歯周病の治療がはじまる前に、まず自分の息のニオイを嗅いで確認してもらうのです。そして歯周ポケットをキレイに掃除していきます。歯周病が原因の口臭は、この歯周ポケットのなかを専用の器具でサーッと洗い流すと、ニオイ物質が流されてもうニオイはしなくなります。最後にもう一度、患者さんには同じように息を嗅いで確認してもらいます。すると、最初に嗅いだイヤなニオイは消えているわけです。一時的ですがニオイが消えることを体験した患者さんは、たいていその劇的な変化にハッとされます。大きなモチベーションになり、「家へ帰ったら、今日からしっかり歯をみがこう」「ちゃんと定期的に歯医者さんに通おう」と思っていただけることが多いです。こうして悩みのたねだった口臭から解放され、歯周病も改善されていき、患者さんは歯科で定期メンテナンスを受けることが当たり前の生活になるのです。

■唾液を出すマッサージで口臭を予防する

相手が気にならないレベルの口臭なら誰でもするものです。しかし、自分の口臭が気になる、エチケットとして口臭を抑えたいという方には、効果的な予防法があります。簡単なことなので、ぜひ試してみてください。ポイントになるのは次の三つです。

①歯周病をきちんと治療すること
②食後の歯みがき。とくに就寝前の歯みがきを念入りに。寝ている間に口のなかの細菌がふえても、「たいしたことない」というレベルまで、舌もキレイにみがくこと
③朝起きたら、食事の前にしっかりぶくぶくうがいをすること

たったこれだけで、大きく違ってきます。

口臭の強さは一定ではなく、一日のなかで強弱の波があります。一番ニオイが抑えられるのは、唾液がたくさん出る食事の後。唾液には抗菌成分が多く、口のなかをキレイにする浄化作用があるからです。

逆に、最もニオイが強くなるのは、朝起きた直後。寝ている間は唾液が出なくなり、口のなかの細菌が一気にふえるためです。

ですから、ここにもうひとつ加えるなら、

④唾液をよく出すこと

ですね。とくに四〇歳を過ぎると、唾液の出る量は年々少なくなってきますから、簡単なトレーニングで唾液を出す方法もご紹介しておきましょう。

唾液が出る場所は、口の周りに三カ所あります（図12）。まず、この耳下腺《じかせん》、顎下腺《がっかせん》、舌下腺《ぜっかせん》の位置を覚えてください。

耳下腺のマッサージは、左右の人差し指を耳たぶの下あたりに置いて、鼻のほうへ向かってぐるぐると回すように押します。すると、耳下腺に溜まっている唾液がいっぺんに出て、新しい唾液をつくることにつながります。ただ、ほおの辺りには筋肉があるので、顎下腺と舌下腺のほうがわかりやすいかもしれません。

顎下腺マッサージは、両手の親指をあご骨の下に置き、触るとやわらかいところを狙って、グッと押してみてください。耳の下からあごの下まで少しずつ指を移動させながら、

大唾液腺

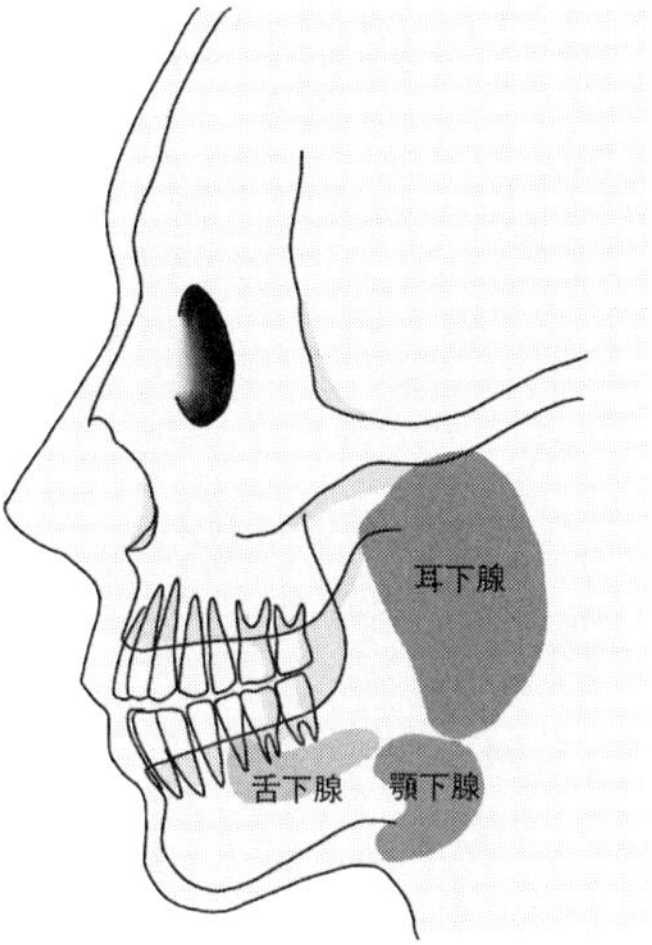

図 12. 3 つの唾液腺

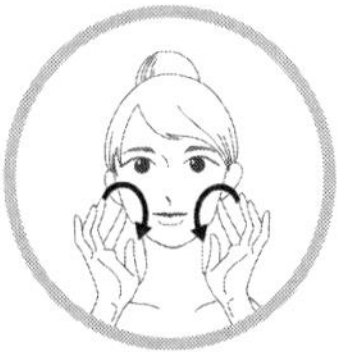

耳下腺
人差し指を耳たぶの下あたりに当てて、後ろから前へぐるぐる回すように押す。

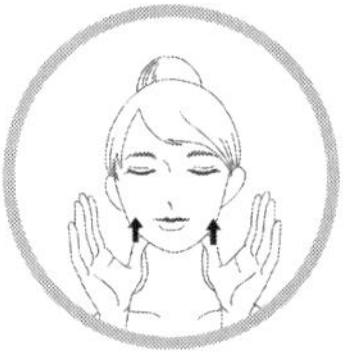

顎下腺
親指をあごの骨の内側のやわらかい部分に当て、耳の下からあごの下まで 5 カ所くらいを順番に押す。

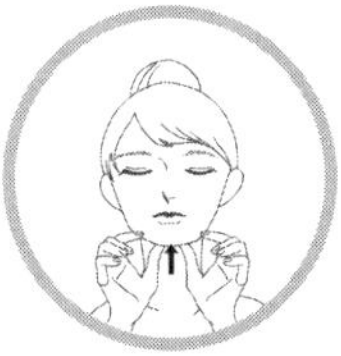

舌下腺
両手の親指をそろえ、あごの真下から、舌をつきあげるように、グッと押す。

図 13. 唾液腺マッサージ

五カ所ほどグーッと押し込んでいくのがコツです。

舌下腺マッサージは、両手の親指をそろえてあご骨の下に置き、舌を押し上げるようにグッと押すのがポイントです（前頁、図13）。

三つのいずれの場所でも、唾液がよく出てくるのがわかったら、正しくマッサージができている証拠です。唾液がたくさん出れば消化も助けてくれます。テレビを見ながらでもできるので、「ながらマッサージ」として日常に取り入れてみてください。

【第5章】　口の健康を保って新型コロナを予防する

口中のケアで様々な病気を防げます

口のなかは汚い。これが世間でも少しずつ理解されるようになり、さまざまな場面で専門的な口腔ケアが重視されるようになってきました。

歯科衛生士が口のなかをキレイにするプロフェッショナルケア（以下、プロケア）と、患者自身が歯をみがく、あるいは看護師にみがいてもらう場合を比較したところ、歯科衛生士によるプロケアを受けた場合のほうが明らかによい結果が出ているからです。

次の三つは、大きな差が出たことで、プロケアが日常的に行われるようになっています。

① 手術の入院期間が短くなる

手術の前に歯科衛生士に口のなかをキレイにしてもらってから手術を受けた人は、平均して二割も入院期間が短くなることが明らかになりました。ちなみに、患者自身で歯をみがいた場合と看護師にみがいてもらった場合では、結果に大きな差はありませんでした。

早く退院できるということは、手術後の経過がよい、治りが早いということです。これを受け、手術の前後（周術期）の口腔機能管理への保険適用が認められたため、最近は歯科衛生士をスタッフとして迎える病院がふえています。手術の前には歯科衛生士による専門的な口腔ケアを行うことがスタンダードになりつつあり、私のいる歯学部附属病院のスタッフも、同じ大学の医学部附属病院のさまざまな診療科からの依頼を受けて患者さんの術前ケアを行っています。

しかし、もともと現役の歯科衛生士の数は少ないので歯科での衛生士不足が起きるのではないかと、私たち歯科医は心配しています。

② 肺炎が少なくなる

これは要介護5の寝たきりの高齢者が多い老人施設で明らかになったことです。定期的に**歯科衛生士による専門的なケアをしてもらうと、風邪や肺炎にかかる人が少なくなるほか、誤嚥性肺炎のリスクが軽減される**ことがわかりました。肺炎は日本人の死因五位の病気です。口をきれいにすることが命を守ることにもつながるということです。

③ インフルエンザの発症が少なくなる

在宅療養の高齢者が歯科衛生士に定期的にケアしてもらうと、自分で歯をみがいているだけの人に比べて、**インフルエンザの発症率が約一〇分の一になった**という結果が出ました（次頁、図14）。定期的なプロケアを受けることで、風邪や肺炎だけでなく、インフル

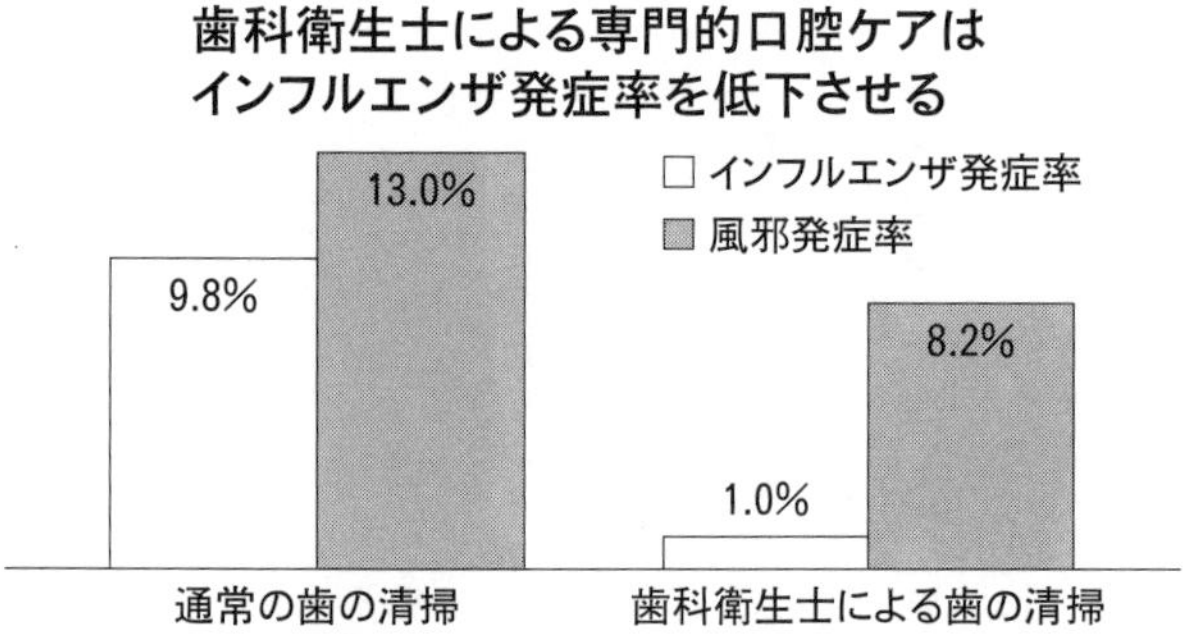

口腔ケア群（平均年齢 81.0±8.0 歳　98 名）とコントロール群（平均年齢 83.5±6.3 歳　92 名）。阿部修ら、日歯医学会誌、2006

図 14. 在宅療養高齢者（65 歳以上）の口腔ケア

エンザの発症も防ぐことができるのです。

■インフルエンザが感染するメカニズム

インフルエンザウイルスは、ただ鼻や口のなかに入っただけでは感染しません。ウイルスと、鼻や口の細胞がくっつく（結合する）ことで、はじめてウイルスの増殖がはじまり、感染したということになるのです。

このウイルスとの結合をアシストするのが、歯周病菌をはじめとする口のなかの悪玉菌です。とくに歯周病菌のタンパク質分解酵素は、この結合力を高めるはたらきをすることがわかっています。つまり、**歯周病の人はインフルエンザに感染しやすい**ということです。

このタンパク質分解酵素は、もともと身体のなかにもあるものですが、微量のため、インフルエンザウイルスに感染するリスクはそれほど高いものではないのです。しかし、ジンジバリス菌は強いタンパク質分解酵素をもっています。ほかの歯周病菌もジンジバリス菌にはおよばずともタンパク質分解酵素をもっています。

ですから、歯周病菌をはじめ非常に強いタンパク質分解酵素を持っている悪玉菌が口のなかにいると、インフルエンザのウイルスが口のなかに棲み着きやすくなってしまうということなのです。

■口中が汚いとインフルエンザ治療薬が効かない

口のなかが汚れていると、インフルエンザに罹りやすくなるだけではありません。その治療薬の効果も出にくいことがわかっています。

それはなぜか。抗インフルエンザ薬と呼ばれる治療薬の作用を、口のなかの細菌が邪魔をするからです。たとえば、抗インフルエンザ薬のタミフル。これは、細胞内で増殖したインフルエンザウイルスが外に拡散しようとするのをブロックすることでウイルスを封じ込めます。細胞のなかで増殖したウイルスは感染を広げようと準備万端でいるところを、タミフルがブロックすることで外に拡散できないため、細胞内に留まっているしかできず、炎症が治まっていきます。だから抗インフルエンザ薬は効くのです。

ところが、口のなかに棲む細菌には、細胞内で増殖したウイルスが外に拡散しようとするのを助ける作用をもった菌がいます。その菌はウイルスではありませんから、抗インフルエンザ薬ではブロックすることができません。ですから、感染を完全に阻止できず、「クスリを飲んでも効かない」ということが起きるのです。口のなかが汚れている人は、身体のなかで猛威をふるおうとするインフルエンザウイルスに、自分の口にいる悪玉菌が手を貸しているという状態なのです。

インフルエンザウイルスが身体に侵入してきたときに付着しやすいのは、口のなかの柔らかい粘膜です。頬の内側や唇と歯ぐきの間などは、普段の歯みがきではブラシでこすらない場所です。ですから、**マウスウォッシュを使ってぶくぶくうがいをすると、より感染を防ぐことができます。**とくにインフルエンザが流行する時期は、歯科での定期メンテナンスも含めてオーラルケアを念入りに行いましょう。

■歯周病は新型コロナを悪化させる

未だ流行終息の気配がない新型コロナウイルスも同様です。歯周病のある人は感染しやすいことがわかっています。

インフルエンザも新型コロナも、どちらも感染によって発症する病気ですが、ウイルスが細胞にくっつく場所（レセプター）はそれぞれ異なります。ただ、このレセプターがウイルスに発見されやすくなるように、歯周病菌が手助けをするメカニズムはまったく同じです。歯周病菌のタンパク質分解酵素がレセプターの周りの粘膜を溶かし、ウイルスをくっつきやすくしているのです。ウイルスと細胞のレセプターがくっついてはじめて感染がはじまります。つまり、レセプターとくっつきやすくするということは、新型コロナに感染しやすくなるということです。

しかも、**歯周病の人は新型コロナに感染しやすくなるだけでなく、感染後に悪化しやすいことも、つい最近明らかになっています。**これも歯周病菌のタンパク質分解酵素が原因です。タンパク質分解酵素が感染を活性化させる作用をもっています。

ですから、新型コロナの感染リスクを下げるには、口のなかの歯周病菌の量を減らすことです。インフルエンザの場合と同じように、普段から口のなかをキレイにしておくことが重要かつ効果の高い方法なのです。

■とりわけ高齢者と持病のある人は口中のケアを

全国的に新型コロナの感染が蔓延し、病院への受診控えが起きたことが問題になっています。がんの発見が遅れ、高血圧や糖尿病、心臓病などの持病を悪化させる人がふえているからです。歯科でも同じように定期メンテナンスを控える人が多くなり、虫歯や歯周病を悪化させてしまうケースが出てきています。

しかし、じつはこれが却って新型コロナの感染リスクを高めてしまうことにつながっているのをご存じでしょうか。とくに高齢者は、感染リスクを二重三重に上げてしまうことになりかねないため、注意が必要です。

さらにそれに加えて、糖尿病や高血圧、心臓病などの持病がある人は、新型コロナの感染を恐れて病院への定期通院を控えることで、それらの持病を悪化させると、新型コロナに感染してしまったときに、その持病のコントロールができていないことが、より重症化するリスクを高める結果につながります。**新型コロナで重症化しやすい基礎疾患といわれているさまざまな病気は、歯周病が関係する全身の病気でもあるからです。**

おさらいになりますが、歯周病の人は口のなかに常に炎症が起きています。進行している人はとくに歯ぐきの血管から歯周病菌も炎症性サイトカインも血液にのって全身へ運ばれ、さまざまな臓器に拡散しています。

新型コロナで最も起きやすいのはコロナ肺炎ですね。肺にも当然、この炎症性サイトカインがたくさん運ばれているため、歯周病がない人よりも肺炎の炎症がひどくなります。ボヤにガソリンを注がれて燃え広がるようなサイトカインストームと呼ばれる重症化が容易に起きてしまうということです。

糖尿病や高血圧、心臓病など基礎疾患と呼ばれている病気が起きている臓器にも、炎症性サイトカインがたくさん届いています。しかも、新型コロナの感染を恐れて、受診控えをしたことでその持病が悪くなってしまっていたら、より炎症が進んでいるということです。小さな火事にガソリンが注がれて一段と燃えさかってしまうということなのです。

■新型コロナの重症化と歯周病の関係

次頁のデータは『ジャーナル・オブ・クリニカル・ペリオドントロジー』という権威ある一流ジャーナルに掲載された論文で報告されたことをまとめたものです。

歯周病がある人とない人とで、新型コロナの重症化の割合を調べたところ、

歯周病がある人二五八人のうち、重症化したのは三三人（一二・八％）
歯周病がない人三一〇人のうち、重症化したのは七人（二・三％）

と明確な差が出ました。歯周病があると重症化しやすいことは間違いないという結果です。

また同じように、歯周病がある人とない人で、感染後のリスクを調べたところ、すべてにおいて歯周病がある人のほうがハイリスクであることが明らかになりました。

死亡する可能性　八・八一倍
人工呼吸器を使用する可能性　四・五七倍
集中治療室に入院する可能性　三・五四倍
合併症発症の可能性　三・六七倍

歯周病がない人に比べて、新型コロナに感染した後、重症化するリスク、合併症が起こるリスクもこれほど高くなることがわかったのです。当然、クラスターの発生につながる可能性も高くなります。

ですから、**コロナ禍であっても歯科への受診は控えるのではなく、むしろ奨励するほうが感染を予防し、重症化のリスクを下げられると考えられています。**

実際に、日本全国の歯科での診療から患者さんが新型コロナウイルスに感染したというケースは、２０２１年6月9日までで一件しか出ていません。私たち歯科医も万全の対策をとって日々診療に当たっています。みなさんも感染対策をした上で、歯科での定期メンテナンスを続けていただき、口のなかを常にきれいにしているという状態を保ってください。

何度もくりかえして言いますが、一度でも歯周病になってしまった場合は、完治することはありません。いったん落ち着いたとしても、油断をすると必ず再発します。ですから、定期的なメンテナンスが必要なのです。これを途切れさせてしまうと、歯周病が悪化し、新型コロナに感染するリスクも高まってしまうということをぜひ覚えておいていただきたいと思います。

もし、小さな虫歯ができた、歯の詰め物が取れたという場合も、コロナ禍だからと放置せず、早めに歯科で治療してもらってください。口腔ケアと感染予防、重症化のリスクとの関係性は、今後さらに科学的に検証する論文が世界中の研究者から発表されてくると思います。

【第6章】食品で歯周病を防ぐ

■ビタミンC・Eは予防に役立つ

「歯周病に効く」といわれている食品成分はいくつかありますが、ただ飲むだけで劇的に効果が出るわけではありません。基本は歯科での歯周病の治療。それがあったうえでの補助的な効果と考えていただくほうがよいと思います。

まず治療によって口腔環境をよくしておかないと、とくにビタミン類の摂取効果はうまく現れません。科学的に明らかになっているデータから期待がもてるのは、「治す」より「防ぐ」。つまり、予防効果です。

食品で歯周病を治すことは難しくても、「歯周病になりにくくする」ことはできるということです。代表的なビタミンは、ビタミンCとビタミンE。

培養細胞や動物実験によるデータでは、ビタミンCは、抗酸化作用、炎症を抑える、骨密度を増加させる、歯の骨の破壊を防ぐ、組織の修復を助けるなどの効果が確認されています。抗酸化作用が強いことで知られるビタミンEも、血行の促進、炎症を抑える、組織を修復するなどの作用があることがわかりました。

臨床研究で明らかになっているのは、

①ビタミンCの摂取量が少ない人は、歯周病リスクが増加する
②ビタミンCとEの配合タブレットを二四週間摂取すると、歯周組織の健康を保つ効果がある

という二点です。

二〇二〇年に発表された最新のデータでは、サプリメントで摂るなら、ビタミンCの摂取量の目安は一日二〇〇mg程度。多く摂れば効果が高くなるわけではなく、二五〇〇mgまでふやしても、二〇〇mgの場合と効果に差がないことがわかっています。

ビタミンCには免疫系の細胞を守る・強化するという作用もあります。その場合は免疫細胞のなかへ入って初めて効果が出るのですが、その量の上限も二〇〇mgという結果が出ています。

一方のビタミンEは、厚生労働省の推奨する成人の一日当たりの摂取量が男性で六・五mg、女性で六・〇mgです。ビタミンCは水溶性ビタミンのため、摂り過ぎたとしても尿として排出されてしまいますが、ビタミンEは脂溶性ビタミンなので、摂り過ぎると身体の害になります。よかれと思ってしていることが身体のマイナスになっては元も子もありま

せん。サプリメントによる摂り過ぎには注意してください。

■ユーカリ葉抽出物

ユーカリの葉から抽出した成分には、歯周病菌の増殖を抑える効果があることがわかっています。このデータをもとに、私たちの大学は企業と組んでユーカリ葉の抽出物を配合したチューインガムを共同開発しました。臨床試験（無作為化比較試験）を行った結果、新たに次のような作用があることが明らかになりました。

①静菌作用（細菌の増殖を防ぐため、プラークが形成されにくい）
②歯ぐきの炎症を抑える
③歯ぐきが痩せるのを抑える
④舌の汚れ（舌苔《ぜったい》）を抑える
⑤口臭の予防効果

こうした結果が科学的に認められ、歯ぐきを健康に保つ特定保健用食品（トクホ）として、すでに発売されています。それがロッテの「**オーラテクト**」です。

ガムをかむと唾液がたくさん出ます。そのため、口臭の予防効果はもともとガム全般にあるものです。そこにユーカリ成分の作用が加わることで、より口臭が抑えられる結果となり、相乗効果が出ています。

■ウコン成分のクルクミン

ウコンの別名はターメリック。カレーのスパイスとしても知られる漢方の生薬《しょうやく》です。

このウコンのポリフェノール成分をクルクミンといいます。クルクミンは万能薬のような成分で、昔から医学・歯学の分野で高い注目を集めてきました。未だに毎年二〇〇〇本近い研究論文が世界中から発表されています。

そのなかには、クルクミンが歯周病に対して多くの効果があることを示す論文も含まれています。すでにわかっているだけでも、**抗菌、炎症を抑える、歯周組織を治す作用を促す、歯ぐきを再生させるなどの作用があり、食べ物なので安全で使いやすいことも利点です。**

しかしその一方で、こうした研究結果や扱いやすいメリットがあるにもかかわらず、商品開発にうまく活かせない状況も続いていました。

その原因が、クルクミンの難溶性です。クルクミンは液体に溶けて初めてさまざまな効果が発揮されるため、これが大きなハードルとなっていたのです。ですから、市販のウコンドリンクなどは、クルクミンが溶けていない商品がほとんど。だから効き目ももう一つ弱いわけです。

私たちは、このクルクミンの歯周病に対する効果を反映させた商品を何とかつくりたいと考え、ある企業と共同研究をすることでその突破口を見つけました。二〇一八年より大阪の洗剤メーカー、サラヤ株式会社と連携して、大阪大学に先進口腔環境科学（サラヤ）共同研究講座を設立。そして、洗剤メーカーのノウハウを駆使しながら試行錯誤の末にクルクミンを溶かし、歯みがき粉に配合することに成功したのです。

この歯みがき粉を使った実験結果から、万能なクルクミンの効果についてお話ししたいと思います。

まず、あらゆる口腔細菌にこの歯みがき粉を試してみると、善玉菌はクルクミンの濃度を上げても変化がなかったのに対し、悪玉菌には反応し、大きく減少しました。つまり、悪玉菌にしか効かない可能性が高いことがわかったのです。

続いて行った実験の結果、クルクミンには、

①プラークができるのを防ぐ作用がある
②すでにあるプラークにも増殖を阻害する効果がある

ということが明らかになりました。

これは、クルクミンがもつ次の三つのはたらきによるものです。

1．タンパク質分解酵素（ジンジパイン）のはたらきを阻害

ジンジパインは、歯ぐきや免疫系のタンパク質を分解して歯周病菌（ジンジバリス菌）の食料をつくっています。さらに歯周ポケットからの出血が止まるのを妨害して歯周病菌が増殖する手助けもしています。歯周病菌の栄養源はジンジパインがつくっているので、このはたらきを阻害すれば、空腹の歯周病菌は増殖することができません。

実験の結果、クルクミンによるタンパク質分解酵素の阻害効果は、「八割」と非常に高いものでした。このクルクミンのほかにも、リンゴやホップのポリフェノールや一部の糖アルコール（P138）にも、タンパク質分解酵素のはたらきを阻害する効果があることがわかりました。

ですから、余談になりますが**リンゴをかじるのは歯ぐきによいことなのです。ビールを飲むときは、ワインのようにじっくり口に含ませてから飲み込むと、歯周病の予防効果が期待できます**（ビールはのどごしが一番ですが）。

2．細胞内に侵入しようとする歯周病菌（ジンジバリス菌）を阻害

細胞のなかに侵入した歯周病菌は、ずっと同じ場所にいるわけではなく、やがて分解・代謝されます。それなら問題ないのではと思うかもしれませんが、分解されるより細胞に侵入する歯周病菌の数のほうがはるかに多いため、歯周病菌は細胞内で生き続けることが可能なのです。クルクミンにはこれを阻害する作用があります。

ですから、この歯みがき粉を使って一日三回歯をみがくようになると、歯周病菌による細胞への侵入をガードでき、炎症が治まってくることが期待できます。

3．細胞への侵入時に歯周病菌が出す毒素（ベシクル）を阻害することで、細胞死を防ぐ

ベシクルは、歯周病菌の表面の膜が剥がれ落ちた垢のようなものです。しかし、たんなる垢ではなく、歯周病菌のあらゆる毒素が詰め込まれています。ベシクルの毒素によって細胞が鉄分を取り込むためのレセプターがこわされると、鉄分不足におちいっ

た細胞はＤＮＡを合成できず、正常に機能しなくなります。つまり、細胞死が起こり、いつまでたっても歯ぐきはよくならないということです。歯周病の人の歯ぐきでは、こうしたことが絶えず起こっているわけです。クルクミンはこのベシクルを阻害する作用があることも確認されています。

これらの結果から、歯周病の予防が可能なクルクミンの配合量、殺菌が可能な配合量が明らかになり、商品化されたのが、液体に溶けたクルクミン成分を配合した歯みがき粉です。サラヤの**「クルクリンＰＧガード」**、株式会社ヨシダの**「HaBon PG STOP」**は、どちらも配合成分は同じもので、すでに市販されています。

既存の抗菌剤の多くは、善玉菌にも悪玉菌にも等しく効いてしまうものです。もし悪い菌だけ死滅させることができれば、口のなかの細菌構成のバランスは、善玉菌が優勢に変わります。これを科学的に証明できれば、非常に優れた次世代型の抗菌剤となる可能性があるわけです。私たちは現在もさまざまなデータを取り、さらなる研究を進めているところです。

■糖アルコールで注目のエリスリトール

糖アルコールは、糖類に水素を加えて作られる人工甘味料の一つです。代表的なものが、キシリトール。虫歯予防でおなじみの成分です。そして、さまざまな糖アルコールがあるなかで、歯周病の予防効果が期待されているのがエリスリトールです。

歯科医の間ではその経験則から、かねてからエリスリトールにはプラークを分解する作用があるのではないかと考えられていました。

実際にエリスリトールはどう効くのか。次のデータは私たちの研究室で行った実験結果です。

ジンジバリス菌と日和見菌を混ぜて、エリスリトールあり、なしでどう変わるのか、その違いを調べました。

エリスリトール添加なし	変化なし
エリスリトール添加あり	ジンジバリス菌が減少

他の糖アルコールでも同様に調べてみたところ、**キシリトールはまったく効かず、むしろジンジバリス菌が増加。ソルビトールは、キシリトール以上に増加した**、という結果が

出ました（ついでにキシリトールに関しては、私たちの研究以外にも、一流ジャーナルの『コクラン』誌上で「キシリトールの虫歯予防・修復効果について検証した結果、そのエビデンスが十分とは言えない」とする論文が発表されています）。

つまり、糖アルコールならすべて同じように歯周病菌を減らす効果があるわけではなく、**エリスリトールだけがよく効くことがわかった**のです。

その理由は、エリスリトールには歯周病菌のタンパク質分解酵素（ジンジパイン）を抑えるはたらきがあるからです。

エリスリトールの濃度を〇・八％から徐々にふやしていくと、ジンジパインの活性は反比例するように下がっていきます。すでにお話ししてきたように、タンパク質分解酵素は、歯周病菌（ジンジバリス菌）の食料をつくる役割をしています。活性が下がるということは、歯周病菌に栄養が与えられず、増殖できないということです。

さらに、エリスリトールには口臭の予防効果があることもわかっています。ジンジバリス菌が出す口臭物質（メチルメルカプタン）の産生を減らす作用があるのです。

実験の結果では、歯周病菌がつくり出すメチルメルカプタンだけでなく、三大口臭原因物質といわれる硫化水素や、ジメチルサルファイドも、すべて数値が抑えられていました。

専門家の間では、通常の歯みがきでプラークは落とせるため、エリスリトールを使って分解しなくてもよいのではないかという意見もあるようですが、完璧な歯みがきができる人はいません。人によっては毎回、歯ブラシが当たっていない歯がある。そういったみがき残しが気になる人や、普段から口呼吸をしていることで前歯のプラークがカチカチに固まってしまっているような人には、このエリスリトールが配合された歯みがき粉を使ってブラッシングするのは非常によいと思います。

現在、市販されているエリスリトール配合の医薬部外品は、花王の「**ピュオーラ**」という歯みがき粉だけです。今後、さらにエリスリトール入りの商品が開発されることが期待されています。

【第7章】歯周病対策の最前線

削って抜く治療から予防する歯科に変化しています

医療は日進月歩といいますが、歯科の世界も同様です。それまでなぜだかわからなかったことが科学的に解明されていくと、常識が一変し、新たなスタンダードが生まれる。その結果、歯科が果たす役割も少しずつ変化しています。

昭和の歯科は、虫歯ができると「歯を削られに行く、歯を抜きに行く」という場所でした。

当時の子どもたちは歯科で虫歯を削られると、「はい、治ったよ。痛くなったらまた来てね」と歯医者さんから言われて帰る。それが当たり前で育った世代は「歯医者さんは痛くなったら行く場所」と刷り込まれて大人になっています。日本が歯科医療の後進国となった背景には、こうした時代の刷り込みが色濃くあったように思います。

しかし、二一世紀に入ると、それは古い常識となり、歯は削れば削るほど寿命が短くなることが明らかになりました。虫歯の穴を詰め物で塞ぐと、やがてその詰め物が取れ、今度は被せることになる。その被せ物も虫歯が進行することで徐々に大きくなり、歯の神経を取ることになる。歯は弱くなり、やがて割れる、欠ける、折れるといったトラブルが出はじめます。ついには、抜歯をするまでに至ってしまう。歯はこうして失われていくことがわかったのです。

令和の現在は、虫歯はできるだけ削らない、削らなければいけないときは少しだけ削る治療が主流です。そして、患者さん自身のセルフケアと、歯科での定期的なプロフェッショナルケア（プロケア）、この両輪体制で歯を守るという考え方が一般的になりました。

一方で、歯周病に対する研究も進み、虫歯だけでなく、歯周病のコントロールをいかにできるかによって、その人の健康寿命に影響することが明らかになってきました。虫歯も歯周病も、「防いで守る」のが治療の基本となり、歯科は「歯が痛くならないように通うところ」「いつもピカピカな歯にする場所」という認識に変わっていったのです。つまり、**除去歯科から予防歯科の時代へ変化を遂げた**わけです。

歯科衛生士さんが多くいる歯医者を選ぶこと

しかし、世界から見ると、歯科医療において日本はまだまだ後進国です。オーラルケアで先を行く欧米では、マイ・ハイジニストというお気に入りの歯科衛生士さんを多くの患者さんがもっています。

みなさんも髪のケアであれば、行きつけの美容師さんがいて、定期的に髪を切ったり、トリートメントをしてもらったりしているのではありませんか。それと同じように、欧米ではかかりつけの歯科衛生士さんに定期的に歯のメンテナンスをしてもらい、問題がある時だけ歯科医に診てもらう。さらに必要があれば、大学病院の歯科でスペシャリストに診てもらうという予防的な歯科医療が一般的になっています。

まだ歯周病にもなっていない、虫歯もあまりないという人であれば、半年に一度のメンテナンスで十分です。プラークの病原性が高まらないように、定期的に歯科でプロケアを受ける。それをぜひあなたの日常にしてください。**歯のみがき残しをチェックして、定期的にプラークを取り除いていれば、歯周病の発症リスクは高まりません。**ただ削る、抜くという昭和スタイルの治療ではなく、できるだけ歯を残すことを考える。口のなかの細菌バランスをすこやかに保とうとする。そんな歯科で治療やオーラルケアを受けていただきたいと思います。

では、どんな歯科を選べばよいのか。ひとつの目安をお伝えするなら、**歯科衛生士用の**

治療ユニット（診察台）があり、衛生士さんが多くいるところを選ぶ。そういう歯科は、「防いで守る」ことを熱心に行っています。

しかし、先ほどお話ししたように、プロケアだけではまだ一輪です。定期的に歯科に通うだけでは、あなたの歯を守り切ることはできません。あなた自身による毎日のセルフケアも大切なのです。たとえば、皮膚科に行って、

「俺は風呂がきらいだけど、頭にたくさん湿疹ができて痒《かゆ》いから何とかして！」

と訴えたところで、皮膚科の先生は「ちゃんとお風呂に入ってください」とお願いするほかありません。

糖尿病もそうです。毎日水代わりにジュースを飲んで、家でゴロゴロしながらスナック菓子やお饅頭の食べ放題という生活をして病院に通っても、患者さん自身がその生活を見直そうとしない限り、血糖値がよくなるはずがないのです。糖尿病がどんな病気なのか、放っておくと身体がどうなってしまうのかを理解して、本人が危機感をもって生活を変えていかなければ血糖コントロールはうまくできません。

歯周病も同じです。口のなかのことを気にせず生活している人のほとんどは、歯周病の怖さを知らず、自分の身体で何が起きているのか、気づいていないだけなのです。

こうしたことを踏まえて、プロケアの流れやセルフケアのポイントをお話ししていきたいと思います。

■唾液検査から細菌検査へ

これからは、歯周病の将来的な発症リスクを予測して予防する「予測歯科」の時代になります。患者さんにとって一番大事なのは、口のなかのプラークに悪玉菌がいるかどうか。プラークから歯周病の発症リスクを診断することです。未病の段階で治療することができれば、精度の高い歯周病の予防ができます。

重症化する歯周病の多くは、三〇代で発症してきます。ですから、四〇代できれいな歯ぐきを維持できていたら、その方は重度の歯周病にならずに生涯過ごせる可能性が高い。重度歯周病の発症は五〇代から増加するという統計データが出ていますから、もし今、**あなたが六〇代で、まだ軽度の歯周病ならば、重症化する可能性は低い**ということになるのです。

そのため、私たち歯科医は、ハイリスクの患者さんを二〇代のうちに見つけていくことが重要だと考えています。

しかし、残念ながら現在はまだ外来でリアルタイムに歯周病の細菌検査ができるシステムがありません。普段、一般的に行われているのは、歯科衛生士さんの定期メンテナンスの際に歯から採ったプラークを顕微鏡で見て、プラーク細菌が活発に動いているか、おとなしくしているかを確認することです。

もう一つは、唾液検査です。

これは唾液から、虫歯や歯周病、口臭のリスクなどを調べるもので、細菌検査ではありません。患者さんは専用のうがい薬で口を一〇秒ゆすぐだけという手軽な検査です。機械にかけると三秒ほどで判定され、結果がプリントアウトされて出てきます。

虫歯のリスクは、口のなかの酸性度と、唾液の緩衝能、虫歯菌の量などから調べます。健康な口のなかは、中性（pH7）が保たれています。虫歯は、それが酸性に傾くことで発症します。緩衝能というのは、口のなかが酸性に傾いたときに、元に戻そうとする力のことです。もし、口のなかが酸性になり、虫歯菌が歯を溶かしはじめても、唾液が十分に出ていれば、それを中和できます。つまり、唾液の緩衝能が高ければ、虫歯になりにくいということがわかるわけです。

一方、歯周病のリスクは、白血球やタンパク質、アンモニアの量からの推測で出されます。唾液中に白血球やタンパク質が出ているのは、歯周病になり始めているサインです。アンモニアの量が多いのは、口のなかに菌が多いため。つまり、しっかり歯みがきができていないことを示すものです。

ただ、この唾液検査でわかるのはここまでで、口のなかの細菌の種類や構成など、歯周病菌の詳しいことまではわかりません。どんな歯周病菌がいるのかまで調べるには、既存の検査では、歯から採ったプラークを検査会社へ送り、結果が出るまで一週間かかります。自費診療となり、検査費用は一万五〇〇〇円ほど。そのため、誰でも手軽に受けられる検査ではないのが現状です。

そこで、私たちは新たな歯周病検査のシステム開発を進めていて、二〇二二年中のスタートを目指しています。この検査が外来で行えるようになると、診察台で患者さんからプラークを採ってすぐに「あなたの口にはこんな歯周病菌がいます」と具体的に説明できるようになります。

この歯周病検査では、さらに一日何回歯をみがくかなどの生活習慣をヒアリングし、歯周病のリスクを数値化します。たとえば、身長と体重からＢＭＩを割り出すと、歯周病の発症リスクである肥満度がわかります。とくに大事なのは喫煙歴です。のちほど詳しくお話ししますが、歯周病にとってタバコは最大のリスクファクターです。そのため、喫煙歴と飲酒歴からそれぞれの発症リスクをオッズ比でわかりやすく示し、患者さんに理解してもらうのです。

はじめに、こうした歯周病のリスクを検査で調べてから、必要な治療に入る。さらにセルフケアと定期的な歯科でのメンテナンスを続けていくことで、患者さんの口の健康を守る。これが私たちの目指す予防歯科のシステムです。

■歯周病がどちらのタイプか見極める

歯周病には、二つのタイプがあることはすでに述べました。

ひとつは、口が汚いことで起きる歯周病。これは、歯をキレイにみがけていないことが原因で起こります。たとえば、頭を洗わない、トイレでお尻を拭かないなど、身体を清潔にしていないことで炎症が起きるのと同じです。ですから、歯みがきのコツを覚えてきちんとみがければ歯ぐきの炎症は治まります。つまり、治るタイプの歯周病（歯肉炎）です。

もう一つは、感染性の歯周病。文字通り、何らかの理由で歯周病菌に感染したことで起きた歯周病です。すでに口のなかに歯周病菌が棲み着いてしまっているので、この歯周病菌と一生うまくつき合っていく必要があります。菌の悪性度をさぐり、治療をして、口のなかの細菌バランスをいい状態に保つことが重要になるタイプの歯周病です。

私たち歯科医は、この二つを見極め、患者さんの口のなかのメンテナンスをしていくわけです。ですから、**もし外来で「歯周病ですね」と言われたら、自分はどの段階の歯周病なのか。どちらのタイプなのか。重症化するリスクがあるのか、ないのか。それをきちんと理解しておくことが大切です。**

じつは重症化しやすいタイプの歯周病なのに、それを知らないまま毎日の歯みがきを適当にすませていると、将来、入れ歯が必要な生活になる可能性が高いからです。ハイリスクの歯周病は、放置していると確実に悪くなり、歯が抜け落ちるまで進行します。くどいほどお話ししてきましたが、そればかりか、さまざまな全身の重篤な病気にかかるリスクも上がってしまうことになるのです。

デンタルフロスや歯間ブラシは必須です

毎日の歯みがきには、歯ブラシだけでなく、歯間ブラシやデンタルフロスを使うケアが必要です。

まず、歯みがきは、歯ブラシの毛先を歯と歯の間にしっかり入れるみがき方を覚えてください。よくイラストによる図解で、歯みがきの方法が紹介されていますが、読んで知るのと、実際に実技で教えてもらうのとでは、理解度やコツのつかみ方がまったく違います。**自己流ではなく、ぜひ一度、歯科でプロから歯のみがき方を教えてもらってください。**

歯と歯の間は、歯ブラシではうまくみがけません。せまい部分にはデンタルフロスを。歯ぐきの根元には、**四〇歳を過ぎたら歯間ブラシを使うことをお勧めします。**食後に爪楊枝を使うようになったら、歯間ブラシでのケアが必要になったと思ってください。

歯間ブラシにはいろいろなサイズがありますから、自分の口のなかの状態に合うものを選ぶことが大切です。あまり大きなサイズのブラシを歯の間に押し込むようにして使うと、それによって歯ぐきが瘦せてしまうので注意しましょう。やや小ぶりなものを使うほうが歯ぐきにはやさしいケアになります。

また、**使った後の歯ブラシや歯間ブラシには歯周病菌が付着していますから、水でよく洗い流し、水気をしっかり切って保管してください。**水分を含んだままだと雑菌も繁殖しやすくなります。キッチンペーパーなどで軽く押さえてからしまうと、より安心です。

くり返しますと、歯ブラシの交換は三週間から一カ月を目安に。毛先が開いてくる前に新しいものに取り替えましょう。歯周病は感染症です。家族や恋人など近しい間柄であっても、歯ブラシの共用は避けてください。

歯みがき粉は洗った歯ブラシで取るので、それほど神経質になる必要はありませんが、気になる方は歯みがき粉も個別にするといいでしょう。ただし、歯みがき粉の共用で歯周病菌の感染リスクが上がるというデータは、これまでのところ出ていません。

歯科で受ける定期メンテナンスは、三～四カ月に一度を目安に。衛生士さんに丁寧にプラークを除去してもらってください。外来で患者さんにそうお話しすると、「いや、毎日ちゃんと磨いているよ」とほとんどの方がおっしゃいます。

しかし、セルフケアで一〇〇%口のなかの汚れをキレイに取り除けている人は、一〇〇人に一人もいません。必ずどこかにみがき残しがあるもので、そこには三六五日歯ブラシが届いていないことになります。その部分は歯みがきをしていないに等しいわけです。

歯周病は、みがき残しのプラークが溜まることではじまります。ですから、歯科で定期的に口のなかをまんべんなく掃除してもらわない限り、完全にみがき残しを取り除くことはむずかしいと思ってください。毎日のセルフケアで足りないところをプロケアで補う。

このダブルケアを基本に、キレイな口のなかをキープしましょう。

■歯みがき粉はフッ素一五〇〇ppm配合

歯みがき粉に含まれる研磨剤で歯が削られるからと、何もつけない「空みがき」が流行ったのは過去の話。現在は、**フッ素入りの歯みがき粉を使うことが必須です。**日本歯科医師会でも、フッ素一五〇〇ppm配合の歯みがき粉を推奨しています。

予防歯科をリードする米国では、水道水にフッ素を加えるフロリデーションが一般的になっています。歯をみがくときだけでなく、日常的にフッ素を取り込める生活ができるようになったことで、全米の虫歯の罹患率は大きく下がりました。

日本では残念ながらフロリデーションの恩恵にあずかることはできませんが、全国の小中学校では、フッ素洗口（フッ素配合のうがい液で一分間ぶくぶくうがいをする）を地域ごとに行う取り組みが広がり、効果を上げています。

ただし、フッ素が威力を発揮するのは虫歯だけで、歯周病には効果がありません。

マウスウォッシュは三〇秒で一日二回

マウスウォッシュには、アルコール配合タイプと、ノンアルコールタイプの二つがあります。

ときどき外来で患者さんから、

「アルコール配合のマウスウォッシュは、口の中の自浄作用を弱めるので、ノンアルコールタイプのほうがいいと聞いたのですが、これは本当ですか？」

という質問を受けることがあります。

結論からお伝えすると、あまり気にする必要はないと思います。

マウスウォッシュに配合されているアルコールは、口のなかの粘膜の水分を吸収してしまうので、口に含んだときにピリピリとした痛みを感じます。粘膜を刺激するのは確かですが、ごく短時間の一過性の刺激です。口のなかの自浄作用を弱めるかまでは疑問ですね。

自浄作用が弱まるというのは、唾液が出る量が減るということです。アルコール配合のマウスウォッシュに、そのような作用があるという報告はこれまで聞いたことがありません。

メーカー各社から二つのタイプが出ているのは、好みによる違いです。

欧米では、苦いクスリのような刺激が好まれるので、アルコール配合タイプが多く出ています。一方、日本ではこのピリピリするアルコール刺激を苦手に感じる人も少なくないので、ノンアルコールタイプの人気も高いのです。

歯周病の予防効果があるマウスウォッシュの使い方は、

歯みがきの後、ぶくぶくうがいを三〇秒。一日二回、最低、半年間続けること
夜は就寝前に使用し、ぶくぶくうがいをした後、口をゆすぐのは一回に

これで効果が格段に上がります。

なお、ぶくぶくうがいの時間は、個人的には二〇～三〇秒も必要とは思いませんが、一般には三〇秒が推奨されています。マウスウォッシュの殺菌成分はプラスに、口のなかの細菌の表面はマイナスに帯電しているので、イオンの相互作用で二つはわずか数秒で吸着するからです。

ただし、ジョンソン・エンド・ジョンソンの「薬用リステリン」に含まれる成分は帯電していないため、細菌への吸着が遅くなります。その場合は三〇秒が妥当です。世界で最も売れているマウスウォッシュがこのリステリンなので、三〇秒が常識として根付いたのかもしれません。

日本では、最後に何度か口をゆすがないと、うがい成分が残っているようで気持ちが悪いという方が多いのですが、せっかくの予防効果を半減させてしまいます。やってみると数日で慣れます。期待できる予防効果を最大限に受けられるケア方法を習慣にしてください。

■義歯の歯周病ケア

歯周病に関連するさまざまな病気があることを知って、こう疑問に思った方もいらっしゃるのではないでしょうか。

「歯が一本もなければ、歯みがきや食事のたびに菌血症が起きる心配はない。総入れ歯を使っている人は、歯周病と関係がある全身の病気のリスクもなくなるのでは？」

と。答えは、イエスです。

歯周病が進行して総入れ歯になった場合は、舌の表面や口腔粘膜などに歯周病菌は残り

ますが、歯ぐきに棲み着く歯周病菌は大幅に減ります。そのため、関連性のある全身の病気の発症リスクがかなり抑えられるのは事実です。

ただし、代わりにカンジダ菌という別の菌が入れ歯につきやすくなります。

ですから、歯みがきと同じように、入れ歯の毎日のお手入れは大切に。専用ブラシでやさしくこすり、汚れを取り除いてください。一日一回はよく洗い、就寝前は義歯洗浄剤を使って必ず殺菌しましょう。義歯にはプラスチック素材が使われていて、表面には目に見えない微細な穴が無数にあいています。その穴に細菌が棲み着きやすいのです。

また、部分入れ歯の場合は、クラスプというバネを他の歯に引っかけて固定するため、歯に接する面がとくに汚れます。歯周病が原因で部分入れ歯になった場合は、メンテナンスが悪いと残りの歯も失う可能性が高くなるので、毎日のケアは念入りに行ってください。こちらも就寝前は、必ず義歯洗浄剤を使うようにしましょう。

もうひとつ、義歯のケアで重要になるのが、歯科での定期チェックです。

とくに部分入れ歯は、引っかけている歯に絶えず強い負担がかかります。その歯でかむ力に加えて、義歯の力も加わるため、ある日突然おかしくなるのではなく、ジワジワと不具合が出てきます。そのため、「合っているのか、いないのか。自分ではよくわからない」

という患者さんが割と多いのです。

合わない義歯を長くつけていると、さらに歯を失う原因になりますから、自分ではとくに問題ないと思っても、必ず歯科で定期チェックを受けてください。

次のような場合は、すぐに受診することをお勧めします。

・入れ歯が当たって歯ぐきが痛い（明らかに合っていない）
・入れ歯が外れにくい、または外れやすい（ズレてきたサイン）
・入れ歯がガタガタする（すでに合っていない）
・入れ歯が壊れた（合っていないから壊れる）

■抗生物質と耐性菌

歯周病菌が見つかって治療を始めても、なかなか歯周病菌が減らない。

そんなときに、**あなたが「抗生物質をください」と頼んでも、「あまりお勧めしません。この段階なら歯みがきでケアできますよ」と言う歯科衛生士さんがいる歯科は、信頼できる**ところだと思います。

なぜなら、すでにお話ししてきた通り、歯周病菌は一度棲み着いてしまったら、一生の付き合いになる菌だからです。抗生物質で一〇〇％いなくなるようにすることは不可能なのです。

歯周病に限らず、口のなかの細菌は二倍×二倍に分裂してふえていきます。分裂が早い菌なら一五分で二倍に、分裂がゆるやかな菌でも三時間で二倍に増殖します。ですから、歯と歯ぐきの間に溜まったプラークは、何もしないでいれば細菌がどんどんふえ続けます。だから毎日の歯みがきが重要なのです。

歯ブラシやフロスを使ってプラークごと落とし、歯周病菌を外に追い出すほかに、有効な手立てはありません。それでも歯周病菌は完全にゼロにはなりませんから、毎日、二倍×二倍×二倍……と口のなかで増殖を続けています。それを歯ブラシでまた落とすという、いたちごっこのようなところがあるわけです。

ですから、歯周病菌の検査をしてジンジバリス菌が出ても、抗生物質を服用することは、私はお勧めしていません。基本は歯科で歯周病の治療を受け、そして毎日の歯みがきでプラークを落とすこと。さらに定期メンテナンスで歯科衛生士さんにキレイにしてもらうことで改善していくことが一番です。

むしろ、間違った飲み方をすると、耐性菌をつくってしまうことにもなりかねません。

そもそも抗生物質は、抗菌剤ですから、効き目があるのは細菌だけです。ウイルスには効きません。しかし、風邪などのウイルス性の感染症でも、国内外で抗生物質が広く処方されてきた歴史があります。

その結果、抗生物質が効かない耐性菌がふえていることが、いま世界中で問題になっています。日本でも、さすがに危機感を持った厚労省が医療機関に不要な抗生物質を処方しないように文書を出しはじめたくらいです。

もし、抗生物質が本当に必要な感染症が大流行したときに、使用して効果がなかったら、危機的な状況に陥ることが目に見えているからです。

しかし、実際に抗生物質が効かない耐性菌に高齢者が感染し、命を落とすケースが日本でも出てきています。たとえば、ＭＲＳＡ（メチシリン耐性黄色ブドウ球菌）感染症は、人から人へ、あるいはモノから人へと接触感染することで起こります。元は病原性が弱い細菌ですから、健康な人なら感染してもあまり問題ありません。ところが、身体が弱った高齢者に移ると一転して厄介な病気になります。抗生物質が効きにくいため、有効な手立てがないのです。

ですから、抗生物質を処方された場合は、「必ず最後まで飲み切る」ことを基本にしてください。「よくなってきたから、もういいや」と、自己判断で飲むのをやめると、中途半端に体内に細菌が残り、それが新たな耐性菌を生み出すことにつながってしまいます。

お酒で顔が赤くなる人は歯周病に要注意

あらゆる病気の危険因子として知られる飲酒は、歯周病でも例外ではありません。

とくにお酒を飲んで顔が赤くなる人は、注意が必要です。

飲んでも赤くならない人は、アルコールが肝臓ですみやかにアセトアルデヒドに分解されます。アセトアルデヒドは、二日酔いの原因物質で、強い毒性があり、近年では発がん性も指摘されています。

アルコール分解酵素が強い人は、このアセトアルデヒドが速く分解されて代謝されるので、お酒を飲んでも大して変化がない。だから多少飲み過ぎても、歯周病にあまり影響しません。発症リスクは、お酒を飲まない人とほとんど変わらないことがわかっています。

ところが、お酒を飲んで顔が赤くなる人は、アセトアルデヒドの分解能力が弱いのです。お酒を飲むと顔だけでなく手や身体まで赤くなるのはそのためです。飲めば飲むほどアセトアルデヒドが身体のなかにたまっていくため、翌日、二日酔いにもなりやすい。日本人の四割がこのタイプに当たります。

そして、私たちの研究の結果、**お酒で顔が赤くなる人は、アセトアルデヒドによって歯周病を起こす、あるいは悪化させるリスクが高い**ということがわかったのです。

ですから、もともとお酒に弱い人、お酒を飲んで赤くなる人は、ほどほどに楽しむようにしていただきたいと思います。上限は、アルコール量二三gまで。ビールでは六六〇mℓ、コップ三杯程度が目安です。

タバコは歯周病の最大の敵！

歯周病の最大のリスクファクターが喫煙です。歯周病では飲酒よりはるかにハイリスクであることがわかっています。自分では吸わなくても、家族が吸う、職場の人が吸うという場合は受動喫煙になり、吸う人と同じようにリスクが上がります（図15）。

「歯周病になりたくなければ、タバコを吸う人には近寄るな」というくらい、**タバコは歯周病への影響が強いのです。**

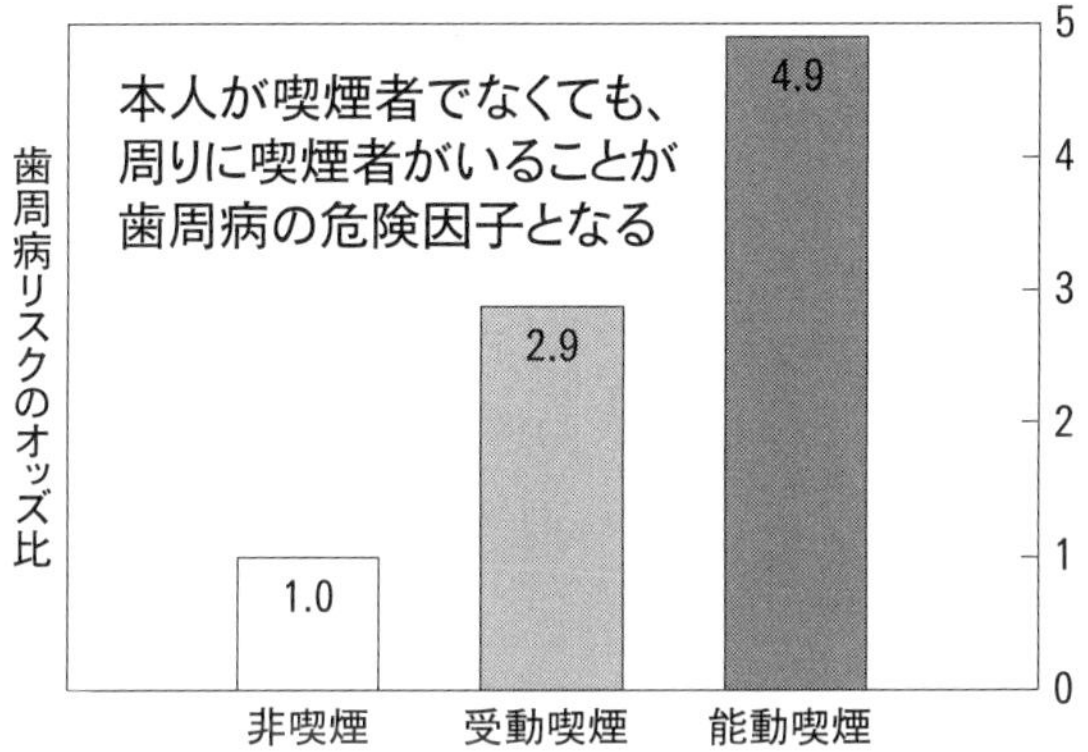

図 15. タバコは非喫煙者にとっても危険因子になる

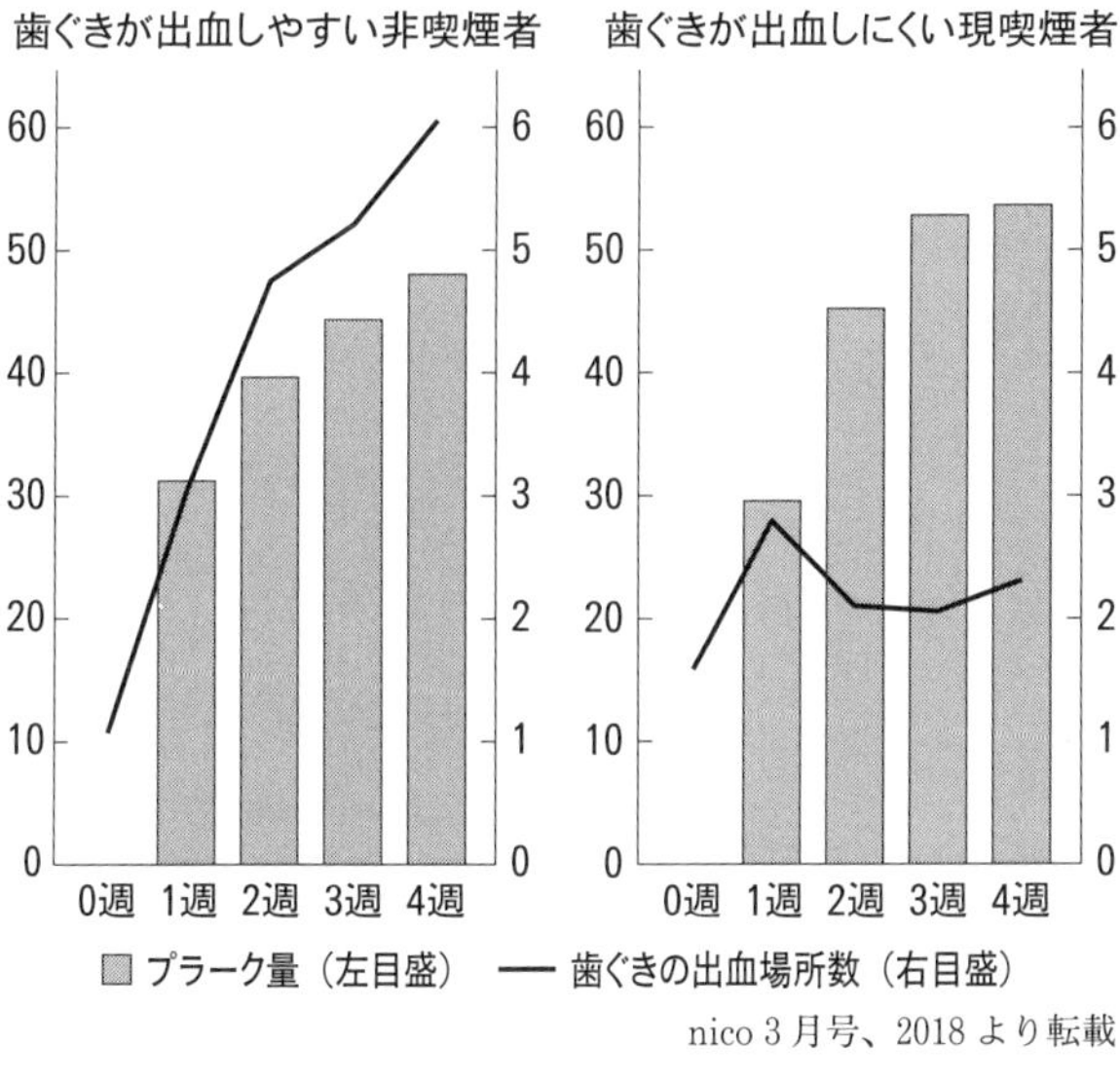

nico 3 月号、2018 より転載

図 16. 喫煙者は歯周病の発見が遅れやすい !!

まず、タバコは火を消したら、それで安心ではないということを知っておいて下さい。一度吸うと、それから一時間程度はその人の口から有害物質が出続けています。この間にキスをすれば、相手は歯周病菌とともにその有害物質をダイレクトにもらってしまうことになります。パートナーはもちろん、その口で赤ちゃんにチューなんてしたら、大人よりはるかに感受性が強い乳幼児にとっては猛毒をもらってしまったも同然なのです。タバコを吸ったら、一時間は人に近づかない。ベランダで吸ったら、家族は鍵をかけて一時間は部屋に入れない。本当なら、それくらいの覚悟をもって対処しても然るべきものなのです。

それは、タバコが歯周病に対してじつに手厚い援護射撃となるような次の三つのはたらきをしていることが明らかになっているからです。

① 血管収縮作用と血流ジャックにより歯周病の発見が遅れる

血液はもともと栄養と酸素を運んでいますが、タバコを吸うたびに有害物質（ニコチン）が歯ぐきの血管を収縮させます。まず、これによって血管が細くなることで、歯ぐきに届く血流量が減り、歯ぐきの栄養が減少します。

さらに、タバコの別の有害物質（一酸化炭素）が酸素を運ぶヘモグロビンに酸素がくっつくのを阻害するため、酸素が歯周組織まで届かなくなります。栄養と酸素を十分に届けてもらえない歯周組織はとても弱っていきます。おまけに、歯ぐきから出血しなくなるのです。これが大きなダメージを与えることになります。

思い出してください。歯ぐきからの出血は、歯周病の一番わかりやすい自覚症状です。このサインがなくなるということは、当然、歯周病の発見が遅れることにつながります。

歯みがきで取り切れないプラークが溜まると、本当なら歯ぐきからの出血箇所は多くなるはずなのです。ところがタバコを吸う人は、プラークが多くあっても、歯ぐきに届く血液が激減するため血が出にくくなります。だから歯周病が進んでいることに気づかないのです（P163、図16）。

そして、歯周病菌の好物は、血液に豊富に含まれるタンパク質と鉄分です。歯ぐきから血が出ないのは、本来はいいことのはずですね。血が出なければ、歯周病菌は食料にありつけず、増殖できない。プラークの毒性も悪化しづらいことになります。

ところが、そのメリットを帳消しにしてしまうほど、歯ぐきはタバコの有害物質で弱ってしまうのです。タバコを吸うことで、歯ぐきに酸素も栄養も行きわたらない状態が長く続けば、免疫も下がり、細胞組織はさらに脆《もろ》くなります。プラークの毒性がそれほど強くなくても、歯ぐきが容易に壊れてしまう状態まで炎症が進んでしまいます。

これが「タバコを吸う人は、歯周病の治療効果が出にくい」といわれる理由です。

そのため、**タバコを吸っている人は、歯科で定期メンテナンスを受けていても、その効果はタバコを吸わない人の五〜六割程度。重度の歯周病で手術をしても治癒率は約四割と、**いずれも低いことがわかっています。

実際に外来で患者さんの口のなかを見ると、タバコを吸っている人の歯周組織はひと目でわかります。タバコの煙がダイレクトに強く当たる場所（上の前歯の裏側、上の奥歯の裏側）の歯ぐきが顕著に痩せているのです。

ですから、**タバコを吸う歯周病の人に、インプラントを入れるのは慎重にしなければいけない。これは私たち歯科医の常識です。**インプラントの数がふえれば、インプラントの歯周病のリスクも上がります。たくさんの歯周病菌が棲み着いてもろくなっている歯ぐきに、さらに歯周病をひどくする可能性がある金属を何十万円もかけて入れたところで長くは持ちません。下手をすればすべて抜けてしまうのです。

② プラークを剝がれにくくする

さらに、タバコは別の形でも歯周病菌を助けています。**タバコの有害物質にはプラークを剝がれにくくする作用もある**のです。剝がれにくいから、溜まりやすい。溜まりやすいから、蓄積して硬くなり、より高密度になる。こうした悪循環によって強靭なプラークが完成してしまうのです。それは、タバコを吸わない人のプラークに比べて約三倍硬いことがわかっています。つまり、タバコを吸う人は、毎日の歯みがきでは剝がれないようなプラークを口のなかのあちこちにつくってしまうことになるわけです。

③ 有害物質が歯周病菌の栄養になる

そして、極めつけは、**タバコに含まれる有害物質が歯周病菌の栄養にもなっている**という事実です。タバコを吸うたびに歯周病菌にエネルギーが補給されることになり、悪性度の高いプラークができあがることにも、細胞に毒素で攻撃を仕掛けながら感染を広げていくことにも、結果的に手を貸しているのです。

このように、タバコは歯周病菌のはたらきを二重にも三重にもサポートすることで最高のバディのような役割をしている、最も悪影響の強い危険因子なのです。

【第8章】健口《ケンコウ》は健康寿命と幸せ寿命のもと

元気で長生きするには口の健康が一番の近道

加齢とともに、ポロポロと食べこぼすようになる。これはよく「年のせい」だと言われますが、じつは誤解です。実際は、栄養不足が原因であるのをご存じでしょうか。**毎日タンパク質がしっかり摂れる食事をしている人は、年を取ってもこの食べこぼしが起きにくい**ことがわかっています。

「オーラルフレイル」といって、慢性的にタンパク質が不足した食生活が続くと、口周りの筋肉が弱ってくる。これが真の原因だからです。口の筋肉が弱ったことで、口に入れたものがこぼれてしまうわけですが、オーラルフレイルは食べ物をこぼすようになるだけではありません。水やお茶を飲んでも、むせやすくなります。飲み込んだお茶が食道へ入らず、気管に入ってしまうようになる。いわゆる誤嚥です。じつはこの誤嚥も、食事から十分にタンパク質が摂れていれば、起こりにくいことが明らかになっています。

身体にきちんとタンパク質が足りているかどうかは、血液検査の数値からもわかるため、ひとつの目安になるでしょう。タンパク質が十分に摂れていると、「血清アルブミン」の数値が高いのです。

逆に、普段から肉も魚も豆類もほとんど食べないという人は、年を重ねるにつれて食事のたびにポロポロとこぼし、服を汚すようになる。水分を摂っても、よくむせるようになる可能性が高いということです。もし口のなかが汚ければ、むせるたびに誤嚥性肺炎のリスクも上がる。このように、タンパク質が足りない食事を続けていることで、オーラルフレイルに向かって突き進む身体をつくってしまうことになるのです。

この根底にあるのが、高齢者に多いことで以前から問題になっているフレイルです。フレイルは、寝たきりになる一歩手前の虚弱な状態のこと。高齢者は筋肉が二割減ると、歩行に支障が出はじめると言われています。

その原因が、運動不足と、栄養不足。タンパク質が足りていない食事のせいなのです。「高齢になればカロリーはそれほど必要ない」「粗食が一番」などとよく言われるため、意外と見落とされやすいのですが、タンパク質が足りない食生活は、高齢者にとって運動不足よりもはるかに深刻な問題です。

なぜなら、私たちの身体は自分が食べたものでつくられているからです。しかも、身体の筋肉は四〇代から減りはじめ、年々そのスピードが速くなります。

そのため、中年太りを気にしている人でも、やや体重が落ちてきます。そこで「しめた、やせた！」と喜ぶのは早計であって、実際はただ筋肉が落ちただけ。内臓脂肪は変わらずしっかりついたままであることが少なくありません。

今ある筋肉を保つためにも、減ってしまった筋肉をふやすためにも、必要なのがタンパク質の多い食事なのです。

ところが現実は、年を重ねるにつれてそれを避ける傾向にあります。「油っこい肉は胃がもたれる」「あっさりした漬物とご飯で十分」と、タンパク質をあまり摂っていない。しかも、ほとんどの人が栄養不足に陥っていることに気がついていません。

こうして慢性的にタンパク質が不足した食生活が続くと、さらなる深刻な事態が引き起こされます。それがオーラルフレイルなのです。

それを防ぐためには、何でもよくかめる歯があることが大前提です。歯周病がコントロールできていれば、高齢になっても自分の歯が残り、無理なく食事からタンパク質を摂ることができます。そうすれば、フレイルの心配もなく、歯周病が原因で起こるさまざまな病気の発症リスクも低くなります。

つまり、**「元気で長生き」をめざすなら、口が健康であることが一番の近道なのです。**

■腸内善玉菌の増加が健康寿命をのばす

歯周病の治療にも、新型コロナに打ち克つためにも、重要なのが身体の免疫です。この免疫機能と切っても切れない関係にあるのが腸内環境です。なぜなら、身体の免疫の七割は腸でつくられているからです。

もし腸内細菌のバランスが崩れて悪玉菌が優勢になっているとしたら、腸内ではたらく免疫機能は当然弱まってしまうことになります。だから善玉菌をふやすことが大切なのです。

腸内環境をよくするために、近年大きな注目を集めているのが、善玉菌がつくり出すさまざまな酸のはたらきです。

「短鎖脂肪酸」という言葉を聞いたことがあるでしょうか。腸内に棲む善玉菌は、口から入った食べ物が消化されて運ばれてくると、そのなかの食物繊維を発酵・分解することで、酸をつくり出しながら生きています。短鎖脂肪酸は、つくり出される酸の総称で、酢酸《さくさん》、プロピオン酸、酪酸《らくさん》、乳酸などがそれに当たります。

短鎖脂肪酸は、健康な身体を守るために、さまざまなはたらきをしています。

①　腸内環境を整える

悪玉菌が優位な腸のなかは、アルカリ性に傾いています。善玉菌がエネルギーを得て短鎖脂肪酸をつくり出すと、その酸の作用によって、まず腸内環境が弱酸性に変わっていきます。悪玉菌は酸性に弱いので、菌の増殖が抑え込まれることになり、結果として善玉菌がふえていくのです。

腸内環境が整うというのは、善玉菌が優位な本来のバランスになることです。善玉菌と悪玉菌、日和見菌のバランスが整うと、腸が正常に機能するようになり、便秘だった人も軟便だった人も、どちらも改善されていきます。

②　全身の内臓機能を整える

短鎖脂肪酸は腸内環境を整えるだけでなく、腸の血管から吸収されて血流に乗り、全身の臓器の機能を整えるはたらきをしていることもわかっています。

③　身体を太りにくくする

腸の活動を活発にしてエネルギー代謝を高め、太りにくい身体にする作用も短鎖脂肪酸によるものです。善玉菌が多い人の腸内では、短鎖脂肪酸がたくさんつくられていることになるので、太りにくい体質の人は、腸で短鎖脂肪酸が多くつくられている可能性が高いのです。

④ 免疫のはたらきを守る

腸の内側は、ネバネバとした粘膜で覆われています。この膜がバリアとなって悪い細菌が腸から身体のなかへ侵入するのを防いでいます。この粘液をつくり出す細胞がふえるように促しているのが短鎖脂肪酸です。つまり、強い粘膜がつくられるようにサポートすることで免疫力を高めているのです。

⑤ 幸せホルモンの分泌を促す

脳に幸せホルモン（神経伝達物質「セロトニン」の通称）をつくるように信号を送っているのも短鎖脂肪酸です。

このように、短鎖脂肪酸は、さまざまな形で身体を陰から支え、健康で幸せな気持ちで過ごせるように守ってくれているボディガードのような存在なのです。

善玉菌をふやすには、食物繊維とオリゴ糖

では、**この短鎖脂肪酸をつくり出す善玉菌をふやすには、どうすればよいのか。それに**

は、善玉菌の好物を与えるのが一番です。それが食物繊維とオリゴ糖なのです。

食物繊維は便秘予防のために摂るというイメージが強いかもしれませんが、それは私たち人間の話。善玉菌である乳酸菌にとっては、大好物の主食で、重要なエネルギー源です。そして善玉菌のなかのビフィズス菌はオリゴ糖を好みます。

食物繊維が豊富なのは海藻類です。昆布、ひじき、ワカメ、海苔は、水溶性で水に溶けるので善玉菌のいいエネルギー源になります。

野菜では、玉ねぎとキャベツ、枝豆。穀類では、大麦、そば、玄米。

イモ類では、サツマイモ、ジャガイモ。豆類は、大豆。

発酵食品の納豆や、ねばねば食品のオクラ、山芋、里芋、モロヘイヤもいいですね。

キノコは不溶性の食物繊維なので水には溶けませんが、腸をきれいに掃除してくれます。

なかには、水溶性・不溶性どちらの食物繊維も豊富に含む食品もあります。玉ねぎ、ねばねば食品などがそうです。こういったものをバランス良く摂ることを意識してみてください（図17）。

オリゴ糖は、甘味料としてボトルで市販されているほか、大豆、玉ねぎ、ごぼう、ネギ、ニンニク、アスパラガス、バナナなどにも含まれています。

食物繊維を豊富に含む食材

水溶性
不溶性
両方含む

海藻類 ：ひじき、ワカメ、海苔、昆布

野菜 ：ごぼう、ほうれん草、キャベツ、玉ねぎ、枝豆

穀類 ：大麦、そば、玄米

イモ類 ：サツマイモ、ジャガイモ

豆類 ：大豆

ねばねば系 ：納豆、オクラ、山芋、里芋、モロヘイヤ

キノコ類

香味野菜 ：シソ、パセリ、ニラ

ビフィズス菌の大好物オリゴ糖

◆大豆・玉ねぎ・ごぼう・ネギ・ニンニク・アスパラガス・バナナに多く含まれる

◆オリゴ糖は甘味料として市販

図 17

「野菜ではないけれど、ヨーグルトは？」と思われた方もいらっしゃるでしょう。もちろん、ヨーグルトも腸にはよいものですが、善玉菌をふやすことを目的に食べる場合は、いくつかポイントがあります。

まず、目安となる量は一日五〇〇g。市販の大きいパック一個程度は食べる必要があります。五〇〇gのヨーグルトに含まれる善玉菌は、およそ五〇億個。それでも腸内に棲む細菌全体のわずか〇・〇〇五％以下なのです。ですから、カップ入りの小さなヨーグルトを一個食べても、正味八〇g程度では、プールに目薬をさしたようなものにすぎません。

そして、このヨーグルトの善玉菌は、腸に棲み着き、ふえることはありません。食べて数日したら腸から出ていってしまう「通過菌」といわれる菌です。食べたヨーグルトの善玉菌からいい菌が育つわけではなく、その菌が腸にいる間だけ効果を発揮してくれる役割をしています。だからヨーグルトや乳酸菌飲料は、毎日摂る必要があるわけです。

さらに食べるタイミングも重要です。胃のなかに酸が多くある空腹時にヨーグルトを食べても、善玉菌がすべて死滅してしまうので、できるだけ胃酸が薄まったタイミング、食後などに食べることがお勧めです。

私は腸内細菌叢が喜ぶようにと、**朝食にメカブと納豆を欠かさず食べています。そのあ**

と、ヨーグルトにオリゴ糖を入れて食べる。これが定番メニューです。

こうしてふやした善玉菌がつくり出す短鎖脂肪酸は、すこやかな身体をつくるさまざまなサポートをしてくれます。

あとがき

食べることは生きることです。私たちの身体は食べたものでできていますから、何を食べるかは身体の運命を決める重大事です。よりよく食べるためには「健口《ケンコウ》」が欠かせません。そして、「不健口《フケンコウ》」は全身の不健康を招くこともわかっています。健康長寿は健口が支えているのです。

こんな大事なことを昭和の人たちは知りませんでした。五〇年ほど前まで、歯周病は歯《し》槽膿漏《そうのうろう》と呼ばれていました。歯槽膿漏とは「歯ぐきから膿が漏れる」ということです。それほど重症の歯周病が広がっていたのです。それを思うと、健康に生きる知恵を手にしている私たちは運が良かったと言えます。

私が理事長を務めている日本口腔衛生学会の標語は「健康な歯とともに健やかに生きる――生涯28（ニイハチ）を達成できる社会の実現を目指す――」です。28本の歯をなくさないようにしようという意味です。この標語にはキャッチフレーズもあります。「歯を残す

一生涯の　自己投資」。健口管理は人生で最も価値のある自己投資の一つといえます。

この本を読まれて、「よし、自分も自己投資を始めよう」と思われた方、奮発して二〇〇〇円の歯みがき粉と一〇〇〇円の歯ブラシを買おう、なんて思っていませんか？

残念ながら、これを塗れば治る、この歯ブラシで治る、なんて楽な話はありません。毎日の丁寧な歯みがきに尽きます。でも、自分ではみがいているつもりでも、ちゃんとみがけている人はわずかです。セルフケアだけでなく、定期的なプロフェッショナルケアも忘れずに。

欧米の多くの方たちは、理髪店や美容院に行くように、三カ月に一度は歯科を受診し予防処置を受けています。そして一番大事なのは、歯をみがくと血が出る人は、すぐ歯科に行って歯周病の治療を受けることです。

天野敦雄

二〇二一年九月末日

天野敦雄（あまの　あつお）

大阪大学大学院歯学研究科口腔分子免疫制御学講座　予防歯科学教授。1984 年大阪大学歯学部卒業。1992 年ニューヨーク州立大学バッファロー校歯学部博士研究員、1997 年大阪大学歯学部附属病院障害者歯科治療部講師を経て、2000 年大阪大学大学院歯学研究科口腔分子免疫制御学講座先端機器情報学教授。2010 年大阪大学大学院歯学研究科副研究科長・副学部長、大阪大学大学院歯学研究科附属口腔科学フロンティアセンター長。2011 年より現職。2015 年～2019 年大阪大学大学院歯学研究科長・歯学部長。2021 年日本口腔衛生学会・理事長。著書に『天野ドクターの歯周病絵本　バイオフィルム公国物語』、『ビジュアル　歯周病を科学する』（共同監修）、『歯科衛生士のための 21 世紀のペリオドントロジーダイジェスト』。

文春新書

1329

長《なが》生《い》きしたい人は歯《し》周《しゆう》病《びよう》を治《なお》しなさい

2021 年 10 月 20 日　第 1 刷発行

著　者　　天　野　敦　雄
発行者　　大　松　芳　男
発行所　株式会社　文　藝　春　秋

〒102-8008　東京都千代田区紀尾井町 3-23
電話（03）3265-1211（代表）

印刷所　　理　想　社
付物印刷　大　日　本　印　刷
製本所　　大　口　製　本

定価はカバーに表示してあります。
万一、落丁・乱丁の場合は小社製作部宛お送り下さい。
送料小社負担でお取替え致します。

ISBN978-4-16-661329-8

◆社会と暮らし

はじめての部落問題　角岡伸彦
潜入ルポ　ヤクザの修羅場　鈴木智彦
臆病者のための裁判入門　橘　玲
女と男　なぜわかりあえないのか　橘　玲
食の戦争　鈴木宣弘
遊動論　柄谷行人
首都水没　土屋信行
水害列島　土屋信行
ヘイトスピーチ　安田浩一
2020年マンション大崩壊　牧野知弘
ルポ　老人地獄　朝日新聞経済部
本物のカジノへ行こう！　松井政就
児童相談所が子供を殺す　山脇由貴子
夫のLINEはなぜ不愉快なのか　山脇由貴子
子供の貧困が日本を滅ぼす　日本財団　子どもの貧困対策チーム
「意識高い系」の研究　古谷経衡

ブラック奨学金　今野晴貴
対論「炎上」日本のメカニズム　佐藤健志　藤井　聡
医学部　鳥集　徹
秋田犬　宮沢輝夫
高齢ドライバー　所　正文・小長谷陽子　伊藤安海
感動の温泉宿100　石井宏子
日本プラモデル六〇年史　小林　昇
昭和の東京12の貌　文藝春秋編
平成の東京12の貌　文藝春秋編
平成の通信簿　吉野太喜
1979年の奇跡　南　信長
日本の海が盗まれる　山田吉彦
内閣調査室秘録　志垣民郎　岸　俊光編
毒親介護　石川結貴
総会屋とバブル　尾島正洋
最強の相続　荻原博子
県警VS暴力団　藪　正孝
女性を美しく見せる「錯覚」の魔法　テート小畠利子

死刑賛成弁護士　犯罪被害者支援弁護士フォーラム
パンデミックの文明論　ヤマザキマリ　中野信子
半グレと芸能人　大島佑介

（2020. 12）F　　品切の節はご容赦下さい

◆食の愉しみ

- 発酵食品礼讃　小泉武夫
- 毒草を食べてみた　植松　黎
- 中国茶図鑑　工藤佳治・兪　向紅　写真・丸山洋平
- チーズ図鑑　文藝春秋編
- 食の世界地図　21世紀研究会編
- 一杯の紅茶の世界史　磯淵　猛
- 辰巳芳子　スープの手ほどき　和の部　辰巳芳子
- 辰巳芳子　スープの手ほどき　洋の部　辰巳芳子
- 新版　娘につたえる私の味　一月～五月　辰巳浜子　辰巳芳子
- 新版　娘につたえる私の味　六月～十二月　辰巳浜子　辰巳芳子
- 小林カツ代のお料理入門　小林カツ代
- 小林カツ代のお料理入門　ひと工夫編　小林カツ代
- 一生食べたい　カツ代流レシピ　小林カツ代　本田明子
- フレンチの王道　神山典士・聞き手　井上　旭
- 日本のすごい食材　河﨑貴一
- 歴史の中のワイン　山本　博

◆スポーツの世界

- イチロー・インタヴューズ　石田雄太
- サッカーと人種差別　陣野俊史
- 巨人軍「闇」の深層　西﨑伸彦
- 外国人レスラー最強列伝　門馬忠雄
- 最強のスポーツビジネス　スポーツ・グラフィック　ナンバー編　池田　純
- 野球バカは死なず　江本孟紀
- 箱根駅伝　強豪校の勝ち方　碓井哲雄
- オリンピック・マネー　後藤逸郎
- 競輪という世界　轡田隆史・堤　哲　藤原勇彦・小堀隆司

◆ネットと情報

- 「社会調査」のウソ　谷岡一郎
- インターネット・ゲーム依存症　岡田尊司
- 闇《ダーク》ウェブ　セキュリティ集団　スプラウト
- フェイクウェブ　高野聖玄　セキュリティ集団スプラウト
- スマホ廃人　石川結貴

◆アートの世界

◆考えるヒント

民主主義とは何なのか　長谷川三千子
寝ながら学べる構造主義　内田　樹
私家版・ユダヤ文化論　内田　樹
勝つための論文の書き方　鹿島　茂
成功術　時間の戦略　鎌田浩毅
世界がわかる理系の名著　鎌田浩毅
ぼくらの頭脳の鍛え方　立花　隆・佐藤　優
知的ヒントの見つけ方　立花　隆
日本人へ　リーダー篇　塩野七生
日本人へ　国家と歴史篇　塩野七生
日本人へ　危機からの脱出篇　塩野七生
逆襲される文明　日本人へⅣ　塩野七生
イエスの言葉　ケセン語訳　山浦玄嗣
聞く力　阿川佐和子
叱られる力　阿川佐和子
「強さ」とは何か。　宗　由貴・監修　鈴木義孝・構成

何のために働くのか　寺島実郎
日本人の知らない武士道　アレキサンダー・ベネット
女たちのサバイバル作戦　上野千鶴子
迷わない。　櫻井よしこ
サバイバル宗教論　佐藤　優
サバイバル組織術　佐藤　優
無名の人生　渡辺京二
生きる哲学　若松英輔
脳・戦争・ナショナリズム　中野剛志・中野信子・適菜　収
無敵の仕事術　加藤　崇
不平等との闘い　稲葉振一郎
70歳！　五木寛之・釈　徹宗
歎異抄　救いのことば　釈　徹宗
プロトコールとは何か　寺西千代子
珍樹図鑑　小山直彦
それでもこの世は悪くなかった　佐藤愛子
知らなきゃよかった　池上　彰・佐藤　優
知的再武装　60のヒント　池上　彰・佐藤　優

死ねない時代の哲学　村上陽一郎
コロナ後の世界　ジャレド・ダイアモンド　ポール・クルーグマン　リンダ・グラットン　マックス・テグマーク　スティーブン・ピンカー　スコット・ギャロウェイ　大野和基編
スタンフォード式　お金と人材が集まる仕事術　西野精治

◆教える・育てる

- 幼児教育と脳　澤口俊之
- 語源でわかった！英単語記憶術　山並陞一
- 外交官の「うな重方式」英語勉強法　多賀敏行
- 女子御三家　桜蔭・女子学院・雙葉の秘密　矢野耕平
- 男子御三家　麻布・開成・武蔵の真実　矢野耕平
- 僕たちが何者でもなかった頃の話をしよう　山中伸弥・羽生善治・是枝裕和・山極壽一・永田和宏
- 続・僕たちが何者でもなかった頃の話をしよう　池田理代子・平田オリザ・彬子女王・大隅良典・永田和宏

◆サイエンス

- 世界がわかる理系の名著　鎌田浩毅
- 「大発見」の思考法　山中伸弥・益川敏英
- 粘菌　偉大なる単細胞が人類を救う　中垣俊之
- ねこの秘密　山根明弘
- ティラノサウルスはすごい　土屋　健・小林快次監修
- アンドロイドは人間になれるか　石黒　浩
- マインド・コントロール　岡田尊司
- サイコパス　中野信子
- 植物はなぜ薬を作るのか　斉藤和季
- 超能力微生物　小泉武夫
- 秋田犬　宮沢輝夫
- フレディ・マーキュリーの恋　竹内久美子
- 猫脳がわかる！　今泉忠明
- ウイルスVS人類　瀬名秀明・押谷　仁・五箇公一・岡部信彦・河岡義裕・大曲貴夫・NHK取材班

◆日本の歴史

渋沢家三代　佐野眞一
古墳とヤマト政権　白石太一郎
昭和史の論点　坂本多加雄・秦 郁彦・半藤一利・保阪正康
謎の大王 継体天皇　水谷千秋
謎の豪族 蘇我氏　水谷千秋
謎の渡来人 秦氏　水谷千秋
継体天皇と朝鮮半島の謎　水谷千秋
大名の日本地図　中嶋繁雄
決定版 日本の剣豪　中嶋繁雄
あの戦争になぜ負けたのか　半藤一利・保阪正康・中西輝政・戸髙一成・福田和也・加藤陽子
日本のいちばん長い夏　半藤一利編
昭和陸海軍の失敗　半藤一利・秦 郁彦・平間洋一・保阪正康・黒野 耐・戸髙一成・戸部良一・福田和也
昭和の名将と愚将　半藤一利・保阪正康
徹底検証 日清・日露戦争　半藤一利・秦 郁彦・原 剛・松本健一・戸髙一成
日本型リーダーはなぜ失敗するのか　半藤一利
「昭和天皇実録」の謎を解く　半藤一利・保阪正康・御厨 貴・磯田道史

大人のための昭和史入門　半藤一利・船橋洋一・出口治明・水野和夫・佐藤 優・保阪正康他
21世紀の戦争論　半藤一利・佐藤 優
なぜ必敗の戦争を始めたのか　半藤一利
十七歳の硫黄島　秋草鶴次
山県有朋　伊藤之雄
指揮官の決断　早坂 隆
永田鉄山 昭和陸軍「運命の男」　早坂 隆
ペリリュー玉砕　早坂 隆
硫黄島 栗林中将の最期　梯 久美子
日本人の誇り　藤原正彦
天皇陵の謎　矢澤高太郎
児玉誉士夫 巨魁の昭和史　有馬哲夫
伊勢神宮と天皇の謎　武澤秀一
藤原道長の権力と欲望　倉本一宏
江戸の貧民　塩見鮮一郎
戦後の貧民　塩見鮮一郎
日本軍はなぜ満洲大油田を発見できなかったのか　岩瀬 昇
予言者 梅棹忠夫　東谷 暁

火山で読み解く古事記の謎　蒲池明弘
邪馬台国は「朱の王国」だった　蒲池明弘
「馬」が動かした日本史　蒲池明弘
文部省の研究　辻田真佐憲
古関裕而の昭和史　辻田真佐憲
写真で見る日めくり日米開戦・終戦　共同通信編集委員室
暴かれた伊達政宗「幕府転覆計画」　大泉光一
大日本史　山内昌之・佐藤 優
日本史のツボ　本郷和人
承久の乱　本郷和人
権力の日本史　本郷和人
元号　所 功・久禮旦雄・吉野健一
歴史の余白　浅見雅男
明治天皇はシャンパンがお好き　浅見雅男
皇位継承　高橋 紘・所 功
江戸のいちばん長い日　安藤優一郎
江戸の不動産　安藤優一郎
西郷隆盛と西南戦争を歩く　正亀賢司

姫君たちの明治維新　岩尾光代
日本史の新常識　文藝春秋編
日本プラモデル六〇年史　小林　昇
仏教抹殺　鵜飼秀徳
昭和天皇 最後の侍従日記　小林 忍＋共同通信取材班
令和を生きるための昭和史入門　保阪正康
内閣調査室秘録　志垣民郎 岸 俊光編
木戸幸一　川田　稔
「京都」の誕生　桃崎有一郎
皇国史観　片山杜秀
昭和史がわかるブックガイド　文春新書編
遊王　徳川家斉　岡崎守恭
東條英機　一ノ瀬俊也
信長　空白の百三十日　木下昌輝
感染症の日本史　磯田道史
平安朝の事件簿　繁田信一

◆文学・ことば

翻訳夜話　村上春樹 柴田元幸
翻訳夜話2 サリンジャー戦記　村上春樹 柴田元幸
漢字と日本人　高島俊男
語源でわかった！英単語記憶術　山並陞一
すごい言葉　晴山陽一
危うし！小学校英語　鳥飼玖美子
外交官の「うな重方式」英語勉強法　多賀敏行
名文どろぼう　竹内政明
「編集手帳」の文章術　竹内政明
ビブリオバトル　谷口忠大
新・百人一首　岡井隆・馬場あき子 永田和宏・穂村弘選
劇団四季メソッド「美しい日本語の話し方」　浅利慶太
芥川賞の謎を解く　鵜飼哲夫
司馬遼太郎に日本人を学ぶ　森　史朗
週刊誌記者　近松門左衛門　鳥越文蔵監修 小野幸惠
昭和のことば　鴨下信一

ビジネスエリートの新論語　司馬遼太郎
オッペケペー節と明治　永嶺重敏
世界はジョークで出来ている　早坂　隆
一切なりゆき　樹木希林
天才の思考　鈴木敏夫
いま、幸せかい？　滝口悠生選
英語で味わう万葉集　ピーター・J・マクミラン
歎異抄　救いのことば　釈　徹宗

（2020. 12）A
品切の節はご容赦下さい

文春新書のロングセラー

樹木希林

一切なりゆき
樹木希林のことば

二〇一八年、惜しくも世を去った名女優が語り尽くした生と死、家族、女と男……。ユーモアと洞察に満ちた希林流生き方のエッセンス

1194

中野信子

サイコパス

クールに犯罪を遂行し、しかも罪悪感はゼロ。そんな「あの人」の脳には隠された秘密があった。最新の脳科学が解き明かす禁断の事実

1094

橘　玲

女と男　なぜわかりあえないのか

単純な男性脳では、複雑すぎる女性脳は理解できない！　「週刊文春」の人気連載「臆病者のための楽しい人生１００年計画」を新書化

1265

ジャレド・ダイアモンド　ポール・クルーグマン　リンダ・グラットンほか

コロナ後の世界

新型コロナウイルスは、人類の未来をどう変えるのか？　世界が誇る知識人六名に緊急インタビュー。二〇二〇年代の羅針盤を提示する

1271

立花　隆

知の旅は終わらない
僕が３万冊を読み１００冊を書いて考えてきたこと

立花隆は巨大な山だ。政治、科学、歴史、音楽……、万夫不当の仕事の山と、その人生を初めて語った。氏を衝き動かしたものは何なのか

1247

文藝春秋刊